王桂兰——

编著

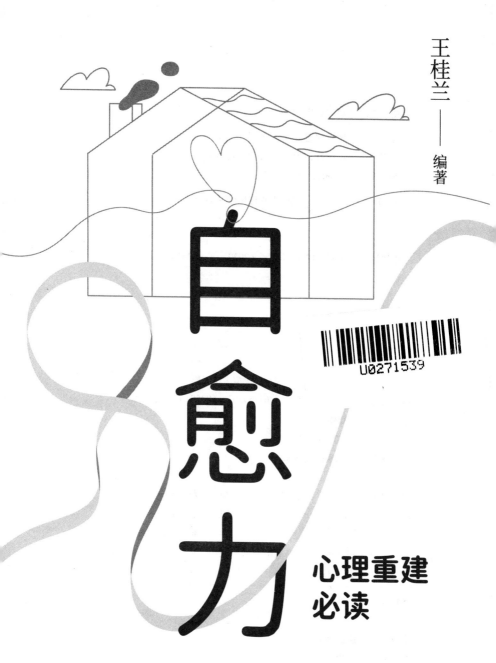

自愈力

心理重建
必读

中国出版集团

中译出版社

图书在版编目（CIP）数据

自愈力：心理重建必读 ／ 王桂兰编著.
—北京：中译出版社，2020.1（2024.4重印）
ISBN 978-7-5001-6174-5

Ⅰ.①自… Ⅱ.①王… Ⅲ.①心理保健-通俗读物
Ⅳ.①R161.1-49

中国版本图书馆 CIP 数据核字（2020）第 002416 号

自愈力：心理重建必读

出版发行／中译出版社
地　　址／北京市西城区普天德胜大厦主楼4层
电　　话／（010）68359376　68359303　68359101　68357937
邮　　编／100044
传　　真／（010）68358718
电子邮箱／book@ctph.com.cn

责任编辑／范　伟　吕百灵　　　　规　　格／880毫米×1230毫米　1/32
封面设计／仙　境　　　　　　　　印　　张／6
　　　　　　　　　　　　　　　　字　　数／150千字
印　　刷／三河市刚利印务有限公司　版　　次／2020年1月第1版
经　　销／新华书店　　　　　　　　印　　次／2024年4月第2次

ISBN 978-7-5001-6174-5　　　　　　定价：39.80元

前　言

根据现代医学的观点，人体本身存在一种特殊的能力：人体在遭遇外来侵害或出现内在变异等危害生命的情况下，自身的自愈系统会帮助抵御这些外来侵害，并一定程度上减轻身体所受的伤害，一些自愈力强的人，甚至能够免受伤害。

在 2020 年新年前后爆发的这场新冠疫情里，就有不少患者是靠着免疫力自愈的，所以，免疫力也可以说成是"自愈力"。

在心理学上，也有自愈力这个概念。它与生命医学类似，指的是个体心理在面对各种糟糕情况时的恢复能力。

举个简单的例子。

有的人遇到挫折后会一蹶不振，就此沉沦。但也有人，在面对挫折时，很快就能用乐观和希望去克服它，并重新站起来，开始新的计划和打算。

两种不同的结果显示的便是自愈力的强弱：自愈力弱小的人，

很容易被困境打败；而自愈力强大的人，往往更容易摆脱困境，过上新的生活。

也正因为心理自愈力有这种神奇的魔力，越来越多的人开始重视起它来。

大部分人都生活在两个世界中：一个是精神世界；一个是物质世界。这两个世界并不平行，物质世界遭遇的种种会影响到精神世界。比如人逢喜事精神爽，这就是物质世界对精神世界的一种影响。

同样的道理，人的精神世界也会影响到物质世界。比如说一个人压力过大，可能会影响到他的工作效率和质量，甚至是生活。

而自愈力的重建和增强，核心着力点就在精神世界上，更具体一点说，是在心理重建上。

一个人的心理受多方因素影响。比如对自我的认识、心态、情绪等等。想要增强自愈力，就必须从各个方面，给自己来一次全方位的心理重建。

本书从认识自我、心态调节、情绪控制等多方面入手，给大家提供了一套切实可行的心理重建方法，帮助大家提升自愈力。读完本书，相信你一定能够重新找回强大的心理自愈力，让你的人生多一道防火墙，最终成就更好的自己。

作者

目　录

第一章
扪心自问：为什么受伤的总是我

古来在谈及人生时有句名言："不如意事常八九。"这是宋人方岳的诗。在人的一生中，不如意的事情十分里占了八九分，这话总结出了人类生活的大体状态，因而被沿用至今。的确，在现实生活中，我们会遇到许多不如意的事情，这些事情会让我们感觉受伤，感觉顿挫。如果你也遭遇过这些情况，那就要提高警惕了：在感觉受伤之后，有没有强大的自愈力帮助你恢复正常呢？

从自找的烦恼说起

一个年轻人背着一个大包裹千里迢迢跑来拜访大师，他双眉紧蹙地问道："大师，我好孤独，好痛苦，长期的跋涉让我疲惫到了极点。您看，我的鞋子都破了，双脚满是被荆棘割破的伤痕。我的手也受伤了，血一直流个不停。我的嗓子更是因为长久的呼喊而喑哑，我不明白，为什么我还是不能找到心中的阳光呢？"

大师充满同情地看着他，问道："年轻人，你的大包裹里装的是什么？"

年轻人回答说："包裹里装着我每一次跌倒时的痛苦，每一次受伤后的哭泣，每一次孤寂时的烦恼。它对我很重要，靠着它，我才能走到您这儿来。"

大师听了，什么话也没说，他径直把年轻人带到河边，两个人一起坐船过了河。上岸后，大师对年轻人说："你扛着船赶路吧！"

"什么，扛着船赶路？"年轻人一脸诧异，"船那么沉，我扛得动吗？"

"是的，年轻人，你扛不动它。"大师微微一笑，说，"过河时，船是有用的，但过了河，我们就要放下船赶路，否则，它就会变成我们的包袱。"

年轻人愣怔了一会儿，随即明白了大师话中的深意。原来，经历灾难、痛苦、孤独和眼泪，我们的生命得到了升华，但如果对此念念不忘，那它就会变成沉重的包袱压在我们身上，让我们每走一步都艰辛不已。

体悟到这些后，年轻人果敢地放下了包袱，他发觉自己走的每一步都轻松无比，慢慢地，他的内心涌进了许多快乐。

生活中，我们有多少人跟这个年轻人一样，经常自找烦恼，把烦恼带在身上，和自己过不去？自找烦恼的人是不幸的，因为他们本来可以活得很轻松，却由于种种原因，让自己背上了一身的烦恼。所谓"天下本无事，庸人扰之而烦耳"正是如此。

很多时候，我们的烦恼来自个人的想象。为之我们食不知味，烦躁不安，辗转反侧不能眠……心累之极难以形容，而大多数事情的结果却是个人遐想出来的所谓烦恼和困难，与实际严重不符。

杨红是一位老师，她在一次班级心理课上给学生讲述了自己的一段故事，以此来教育同学们，不要自找烦恼。

有一次，在学校迎接州督导检查中，杨红负责的材料出现了数据录入的严重错误，导致督导团严厉地批评了校领导。当时，批评的话传到其他老师耳中，有老师含沙射影地说，这次错误是某人故意的。此话一出，杨红感觉自己有口难辩。就这样怀着忐忑不安的心情挨到督导团离开，这时也到了下班时间，她只好回家了。

回到家后，杨红越想越觉得自己跳进黄河也洗不清了，晚饭也没吃。她后悔交材料时没有认真核对，又担心明天被校长大会点名批评，更重要的是被校长怀疑故意使坏，那时她刚来这所学校，以后可怎么工作啊？唉！一想到这里，她是又叹气，又悲哀。晚上躺在床上，根本不能入睡，翻来覆去地想着该如何向校长说明情况，在心里一次次默背解释说词……

第二天，杨红早早来到学校，敲开校长室的门，磕磕巴巴向校长解释清楚自己的失误之处，校长听完她的诉说，只是点点头说："以后工作要认真，回去吧！"

杨红就这么简单地离开校长室，而头天晚上她的心还被各种情绪煎熬：难受、不安、紧张……可结果呢！校长只一句话就打发了她，她所承受的烦恼都没有意义了！

没错，人生大多数烦恼其实都是我们自找的。正如哈里伯顿说："怀着忧愁上床，就是背负着包袱睡觉。"人生里有 93% 的烦恼都不是必需的，它们只存在于自我的想象中。曾有人做过这样的实验：让 20 个人把自己未来一周内最担心的事情和内心的烦恼写下来。一周后，这 20 个人打开自己曾经写的那些烦恼，所有人都发现，90%以上的担忧都没有在这一周内发生。

世界上唯一不变的就是变化。而当代著名作家周国平说过："人生唯一有把握不会落空的等待是那必然到来的死亡。"那么，我们所臆想出来的担忧和烦恼能有什么价值呢？

有个小和尚，每天早上负责清扫寺庙院子里的落叶。

清晨起床扫落叶实在是一件苦差事，尤其在秋冬之际，每一次起风时，树叶总随风飞舞落下。

每天早上都需要花费许多时间才能清扫完树叶，就让小和尚头痛不已。他一直想要找个好办法让自己轻松些。

后来有个和尚跟他说："你在明天打扫之前先用力摇树，把落叶统统摇下来，后天就可以不用扫落叶了。"

小和尚觉得这是个好办法，于是隔天他起了个大早，使劲摇树，这样他就可以把今天和明天的落叶一次扫干净了。一整天小和尚都非常开心。

第二天，小和尚到院子一看，他不禁傻眼了。院子里如往日一样落叶满地。

老和尚走了过来，对小和尚说："傻孩子，无论你今天怎么用力，明天的落叶还是会飘下来。"

小和尚终于明白了，世上有很多事是无法提前的，唯有认真地活在当下，才是最真实的人生态度。

有时候，我们像极了这个小和尚，总是自找烦恼，甚至是预支明天的烦恼，把自己的心情搞得一团糟。其实生活中除了我们自己，没有谁能把我们捆住。很多人会给自己设定无数个如果和假设，他们总是徘徊在如果这样做是不是更好；假如可以重新来过会有多好，他们这种画地为牢的做法多么可笑。自寻烦恼确是百害而无一利，再怎么样的忧虑都无法解决任何实际问题，只会让自己心情更差，想法更消极。

每个人都有七情六欲和喜怒哀乐，烦恼也是人之常情。但是由于每个人对待烦恼的态度不同，所以烦恼带给人的影响也不同。乐观的人通常很少自找烦恼，而且善于淡化烦恼，所以活得轻松愉快，活得潇洒自如。

慧慧是一家报社记者，一晃几年过去了，却一直没有太大的变化。慧慧对自己的工作很不满意，甚至开始考虑辞职。但是，她又怕辞职后一旦找不到合适的工作，就面临失业的问题。犹豫再三后，最终还是自我安慰一番，打消了这个念头，决定就这样继续混下去。

一天，在同学聚会的餐桌上，慧慧向自己最要好的朋友诉苦，并埋怨自己的工作。这个同学听后，一脸严肃地说："造成这种情况，你知道是什么原因吗？你尝试过了解你的工作，让自己从内心深处对这份工作产生兴趣吗？你是否在工作中真正把它当成一项伟大的事业而努力过？如果你仅仅是因为对目前的工作职位、薪水不满而辞去工作，你也就不会有更好的选择。稍微忍耐一下，转变态度，不要给自己找烦恼，试着从工作中寻找乐趣，你就会有意外的收获。如果尝试了，没有收获，再辞职也不迟。"

这位同学的话深深触动了慧慧，她开始尝试着用积极的态度处理自己的工作，结果感觉效果与以前大相径庭，不满情绪渐渐消失了，对工作也渐渐有了感情，也很快得到了上司的提拔和重用。

在现实生活中，有太多太多的人与慧慧一样，在工作中稍遇到一点坎坷或没得到上司提拔，就开始持怀疑态度，并抱怨不休，从不反省自己，不懂得珍惜来之不易的机会。如果这些一天到晚抱怨工作的人，能将这些精力和热情的一半用在工作上，而不是整天自寻烦恼，那么，他们就有可能取得巨大的成就！

其实很多时候，烦恼都是自找的，是心中的杂念让我们的烦恼丛生，是浮躁的心态把我们变得不堪重负。不要抱怨家庭，不要抱怨邻里、居住环境，不要抱怨工作、领导、同事，不要抱怨对方给予的回报太少——真实并用情付出，阳光总在风雨后！

只要我们凡事从好的一方面去想，总有想得开的时候，这个过程可能有些漫长，但只要我们始终带着坚定的笑容，那么一切困难和烦恼都会被踩在脚下。谁人都有烦恼，书但怎样去化解，更多的是需要自己的努力。换一种积极的思维方式，每天对着自己报以自信的微笑，相信我们的生活就会与众不同。

为什么好心会办坏事

好心办坏事，这是最让人受伤的一件事。它不光会打破我们的期待，还会徒添烦恼，让自己产生一种强烈的羞愧感。

在电视上看到过这样一个新闻：

重庆万州区分水中学 15 岁的初二男生万鑫，去万州李河镇高升村赶场。当天下午他赶场后独自回家时，突然听到身后一阵"哎哟"声，回头一看，两米开外一位老奶奶摔倒在地，正在痛苦呻吟。于是，他跑过去将老人扶起，问她严不严重。但是，老人一把抓住他，说是他把她撞倒了。万鑫有口难辩。

在街上摆摊的万鑫母亲莫修芬闻讯赶来，发现万鑫与受伤老人正在争辩。为了防止出现意外，她赶紧带老人到高升卫生院检查，并为老人支付了 65 元检查费。老人腿部受伤，当晚，莫修芬将老人送到万州城区医院治疗。老人随后住院 19 天，莫修芬支付医疗费 2 万多元。老人住院期间，老人的亲属要求万鑫父母赔钱。

由于万鑫坚称自己是做好事，没有撞人，万鑫父母拒绝了对方要求。老人将万鑫告到万州区人民法院，要求赔偿医疗费、护理费、住院伙食补助费、营养费共计 30483.5 元。

此事引起了社会各阶层人士的聚焦，这是继"2006 年南京小伙彭宇扶老人被告"的又一个好心没好报的冤案。很多人为万鑫的遭遇鸣不平，目击者纷纷自发到法庭为万鑫作证。因为证据不足，法院一审驳回老人的诉讼请求，老人及其子女上诉到市第二中级人民法院。开庭这天，老人主动要求撤诉。闹得沸沸扬扬的"万鑫案"，就这样结案了。

虽然事情过去这么久，也还了万鑫的清白，但是记者在前段时间对万鑫进行回访，发现这件事对年纪小小的万鑫有很大的影响。他的成绩不断下降，原本开朗的他从此变得抑郁不欢。

如此的好心却没有好报！是谁的错？难道做一件好事而造成一个人一生的不幸仅仅只能归结于倒霉吗？不尽然。

记者在采访万鑫时问道："今后有人摔倒了，你还会出手帮人吗？"

他回答："会，但是之前要把事情搞清楚，免得惹麻烦。"

确实。专家也在这事之后建议大家，做好事也要有方法。在公众场合做好事，有旁人在场的时候，最好叫上一两个帮手，一起去帮助别人。也可大喊一声"有人摔倒（受伤）了"，提醒别人注意。或者第一时间报警，等待救援，及时形成证据。千万不要贸然去做一件事，不然只会惹来更多的麻烦。

古来就有"东郭先生"的寓言告诉我们这个道理，现在，在我们平时生活中也有许多这样的事情可以证实。相信大家也有过这样的情况：

有时，好心去主动帮助他人做一件事情，可当事情没有办好时，他反过来怪你没有帮他处理好；有时，你的业绩或者任务完成得比较好，好心告诉同事怎么可以做得更好，却换来对方的嗤之以鼻；有时，你费劲心力去帮助别人，可别人根本就不记得，甚至在你有难处的时候视而不见……

似乎，好事做不得。可古来就说，"善有善报，恶有恶报。"难道先人流传下来的真理也会有误吗？当然不是。帮助他人是利人利己的事情，只是也要略懂一点技巧。毕竟，人都希望自己在帮助别人的时候，别人能够有所感谢，自己才会更快乐。

所以，帮助别人的时候要注意以下几点：

首先，对于自己有十足把握的事情才能主动提出帮助别人。人都有苦恼的事情，如果你在苦恼之时，有人主动帮助你解除苦恼，你就会把做好这件事情的期待完全放在会帮助你的人身上。所以，当事情没有办好，人会觉得自己的信任被出卖，认为你既然做不好为什么要主动承担。如此一来，好心只会换来埋怨。

然后，在帮助他人时，要顾及他人的情绪和感受。帮助这件事情，如果处理不恰当就会成为一种怜悯。试想，一个得意者告诉失意者怎么做才能成功，难道失意者对得意者这样的帮助心怀感恩吗？出于人的本性，失意者不但不感谢你的忠告，还会认为这是一种炫耀。而你的警言对他是一种嘲讽。这样的帮助，虽出于好心，但大多时候换来的都是不屑，甚至憎恨。所以，在帮助他人的时候一定要顾及他人的感受。"良药苦口""忠言逆耳"，要让别人甘心接受你的帮助，是需要技巧的。著名作家刘墉也说过："施予人，但不要使对方有受施的感觉；帮助人，但给予对方最高的尊重。这是助人的艺术，也是仁爱的情操。"如果做不到这些，那就最好不要去施予和帮助别人。

最后，帮助人要在最适当的时候伸出援助之手。很多人都是好心眼，然后觉得助人可以更快乐，于是，不管对方的实际情况，一厢情愿地去帮助他人，力出了不少，钱也花了不少，但别人并不需要，甚至帮了倒忙。这种情况的帮忙，他人不仅不乐意，更是让人反感，更谈不上会记住了。所以，助人也要有正确的认知，要在最适当的时候帮助别人，这样，别人才会记住你的好，下次也会尽力帮助你。

总之，助人也不能盲目，需要略懂一点技巧，才能避免适得其反。

你是真的怀才不遇吗

在我们周围，似乎总有这么一种人，他们时常感觉自己空有一身抱负，无处施展；空有一身本事，无处发挥；空有无数的奇思妙想，无人理解。而他们的一生中也在这样的"有"与"无"中碌碌无为。最后，只换来一声长叹。

肖应在工作之前算得上是一帆风顺，他从重点高中毕业后，考入一流学府的热门专业，一直被大家羡慕，毕业后顺理成章地进入了热门公司从事热门工作。

肖应进的第一家公司是一家创业不久的 IT 企业，这么优秀的他本可以在这个公司大展宏图，可作为一名在研发上独具天赋的人，肖应发觉公司的很多做法都不科学，人员水平普遍低下，他便对公司再无好感，并认为学不到自己希望学到的东西。于是，肖应跳槽去了另一家 IT 企业。但三个月后，他发现这家公司其实跟上一家一样，似乎比那家更糟。于是，他只叹倒霉，继续跳槽。就这样，一年下来，他一连跳了五家公司，却没有找到一家令他满意的。

同学聚会上，他看着以往不如自己的同学在大企业做得有模有样，有的甚至开了自己的公司，都拿到了比自己多几倍的薪水，前途也很光明时，他觉得自己真是怀才不遇，心情郁闷到了极点。

在职场上有很多像肖应这样的"怪才"，明明很有能力但就是找不到一份好工作。他们只想通过频繁的跳槽来改变这个现状。在经历一些不如意之后，他们更是认为自己命运不好，很倒霉，心理上也已经形成了"高不成低不就"的怪圈。因而迷失前进的方向，最终在平庸的岗位上度过一生。殊不知，职场如战场，很多事情不是一味地抱怨责怪就可以改变的。成功人可以在这里成功，为什么有才华的人不能在这里生存？

《致加西亚的信》中题为"世界上到处都是有才华的穷人"的序指出："我们常常看到，许多年轻人以频繁跳槽为能事，以善于投机取巧为荣耀。老板一转身就懈怠下来，没有监督就没有工作。工作时推诿塞责，画地自封；不思自省，却以种种借口来遮掩自己缺乏责任心。懒散、消极、怀疑、抱怨……种种职业病如同瘟疫一样在企业、政府机关、学校中蔓延，无论付出多大的努力都无法彻底消除。只有才华，没有责任心，缺乏敬业精神，我们是否真的能顺利前行？在现实世界里，到处看到的都是有才华的穷人……"

这本有史以来在世界最畅销书排行榜中列第6名的职场攻略全集，更是告诉我们："有所施才有所获。如果决定继续工作，就应该衷心地给予公司老板以同情和忠诚，并引以为豪。如果你无法不中伤、非难和轻视你的老板和公司，就放弃这个职业，从旁观者的角度审视自己的心灵。只要你依然是某一机构的一部分，就不要诽谤它，不要伤害它——轻视自己所就职的机构就等于轻视你自己。"

的确。才华这东西如金子，每个人都喜欢，绝对没有无法施展之说。是金子无论放在哪里都会发光。怀才却不遇，只有可能是以下五种人：

1. 自以为有才，实际不具备才华之人

有些人自以为有才，但实际缺乏有竞争力的才能。

才华是一个人最大的财富。它并不是看几本书，有了一张文凭就可以拥有的。才华需要在实践中去检验，且需要在不断的学习中进取。

2. 做事不踏实，不负责的人

有才者不仅有实力，更是能让人信任。只有这样，才华才能通过人的赏识而表现出来。很多人认为自己有才华就够了，却不知，才华也需要机会去展示，而这种平台是需要对岗位的负责才可以获得的。

3. 怕吃苦，耐不住寂寞的人

在公司位置与整个人生的金字塔结构中，总有一些人长期处于底层，不仅与车与房无缘，而且还常常面临裁员下岗的危险。尽管他已有了一些才华，但是他不愿意艰苦奋斗，不愿意静下心来增长自己的才干。久而久之，数年过去，他的才华就会过时，而他的事业也会依旧如昔，站在平庸的位置，怨天尤人。

4. 愤世嫉俗、过于自我的人

这类人谈吐之中不乏渊博知识，可他们只在乎自己的看法，认

为世人都得听他们的，满腹经纶却弄得别人远远避之，人际关系很紧张。不管落魄到什么地步，言论中都不会有对他人的欣赏之意。对于成功者，他们只会强调是人家运气好而已，而总是把自己的怀才不遇，归咎于没有好运气。

5. 看不起公司和老板的人

其实对待工作就如与人相处一样。你不热爱你的工作，不热爱公司，不能善待你的老板，只是不满，只是埋怨和仇恨所有工作环境中的东西，自身就会对工作产生排斥心理。从而，不想工作，认为工作是一件痛苦的事情。如此一来，无论你再有才，也找不到合适的地方施展。

不管怎么样，怀才不遇并不是一件可怕的事情，同时，也要意识到怀才不遇并不是自己运气不好。怀才不遇有它不遇的原因，只要我们找到了这个原因，并且去诚实地改正，我相信，你一定会是一个金子般的可塑之材。

职场瓶颈的痛苦

阿柳给老同学小洁打电话，说是要约她喝茶。

接到电话后，小洁很惊讶，因为前段时间她经常约阿柳出来喝茶都被各种理由回绝，她知道阿柳在一家公司做人事专员，最近一直都很忙。所以小洁很奇怪，她现在怎么主动约起我来了。

不过疑惑归疑惑，同学请喝茶，哪有不去的道理。

在一家咖啡厅里小洁见到了阿柳——她形容憔悴，目光无神。看到她这样，小洁心想，阿柳肯定是遇到麻烦事了。

果然，客套话还没说上几句，阿柳突然哭着脸对小洁说："你说我倒霉不，在这家公司里干了快三年了，一直还在原地踏步。公司里和我一起进来的几个同事现在要么混成了其他部门的头头，要么混成了我的头头，就我一个人还在原地踏步。"

小洁安慰她说："可能是时机还没到，再等等一定有你升职的那一天。"

话刚出口，阿柳眼睛一瞪，语气加重了几倍："还等？这次公司进行人事调动，以我的业务能力是应该升做人事主管的，但最后我还是落选，气死人了。我跟别人比哪点差了，要我说，肯定是有人走后门了，要不就是有人在我背后使坏。"

见阿柳在气头上，小洁也不好多说话，只是任由她在自己面前诉苦抱怨。整个过程中，小洁听到阿柳说得最多的就是"凭什么"。

对，"凭什么呀"，这是我们在日常生活中经常听到的感慨，"工作的时候，我干活比别人多，创造的业绩也比别人强，凭什么我总是不受老板待见？""我都是公司的老员工了，凭什么每次加薪、升职总是没我的份呢？"……看着别人一路高升，荷包厚实，很多职场失意的人为此感到愤愤不平，总觉得自己是天底下最受伤的人。

其实，很多人都曾经有过阿柳这样的经历，工作努力，成绩突出却没有得到期望中的待遇。面对职场的失意，他们常常选择将不良的情绪发泄在亲近的人身上，企图以回避和退缩的行为模式应对工作中的冲突矛盾。长此以往，这非但没有解决困扰他们的实际问题，反而加深了自己的挫败感，更加认为自己是一个连老天也不眷顾的倒霉蛋。这些消极的认识不仅严重挫伤了他们的工作积极性，还给他们的家庭带去不少的麻烦和伤害，实在是有百害而无一益。

按照我们正常的逻辑思维，在职场上，大家都是凭能力做事，凭工作论英雄。所以很多人理所当然地认为，我做得多、我做得好，那么升职加薪的就一定是我。这种想法可能适用于大部分情况。但是，这样看待"升职加薪"的原因也难免会流于片面。一个人的工作能力固然重要，但这绝对不是获得职场成功的唯一筹码。要想加薪和升职，关键还要看一个人在职场上的综合素质。综合素质高的人，才是一只众人看好的"潜力股"，才有机会自我升值。

职场竞争激烈，单一的工作能力并不能让我们得偿所愿。因此，为了更好地适应职场生活，也为了摆脱"加薪、升职总是别人"的霉运，我们需要学会未雨绸缪，及早发现自身的不足之处，锻炼自己，提高自身的综合素质，不断增加获得职场成功的筹码。

有句俗话说得好，有才无德的人是祸害。假如一个人空有一身才能，但是品行上很差劲，那么老板在考虑升职加薪的时候肯定会有所顾忌。

在职场上，一个人的性格直接影响着他的人际交往能力。没有人是一座孤岛，我们无法脱离人群而独自生存。职场就是一个小型的社交圈子，在这个社交圈子中，如果我们不能做到放低姿态，尽快地融入的话，难免就会出现这样或者那样的不如意。所以，我们要想在职场中找到"混"的感觉，就必须和同事、老板融洽和谐地相处，愉快地沟通和交流。只有这样，我们才不会被别人孤立排斥，工作起来也会更加得心应手，心里没有任何人际负担。

一位哲人曾经说过："没有交际能力的人，就像陆地上的船，永远到不了人生的大海。"所以，我们一定要努力培养自己的人际交往能力，一个与同事打成一片的人才能给公司带来积极向上的正能量，这样的员工，又有哪个老板会不喜欢呢？

上文故事中的阿柳也没具备一定的自省能力。在遭受挫折之后，她先是把问题归结于运气，然后又从别人身上找麻烦，她根本没有意识到真正的原因其实出在自己身上。法国小说家巴尔扎克曾这样诠释"自省"："反躬自省和沉思默想只会充实我们的头脑。"自我反省确实对于我们的工作生活有着许多的好处，在自省中，我们能够及时发现自身的不足，看到自己的劣势和缺点所在，从而督促自己不断地改正，日臻完善。

"为什么加薪、升职的总是别人呢？"盲目地埋怨现实，抱怨自己的倒霉并不能真正改变我们的境况，只有撕开"倒霉"伪装的面具，我们才能找到突破糟糕现状的线头，往职场的成功迈去一大步。

其实，升职加薪靠的主要还是我们自己的工作能力，这对于我们个人来说，是一种难能可贵的"硬实力"。但是，在职场上，光具备"硬实力"是远远不够的，想要让自己能够在职场上一帆风顺，那就必须具备一些"软实力"正如上文中所说的，具备良好的交际能力和自省能力，停止抱怨，从自己的情绪中走出来，找一找自己身上存在的缺陷，不断地提升自己的综合素质，总有一天，其他的同事也要眼红地看着你"芝麻开花——节节高"！

没有爱过，就不会痛过

台湾歌手林志颖曾在自己的专辑主打歌《为什么受伤的总是我》中撕心裂肺地唱道："为什么受伤的总是我，到底我是做错了什么？"这首歌很快就成为众人纷纷传唱的经典情歌，一时间成功催泪了无数的听众，引起了诸多情场失意人的内心共鸣。

大学的校园是孕育年轻稚嫩的爱情的摇篮，在微波荡漾的碧湖畔，在杨柳依依的树荫下，在翠绿鲜嫩的草地上，我们随时都能看见成双成对的情侣，耳鬓厮磨，两情缱绻。恋爱的时光总是美好的，可随着时间的流逝，彼此的相处时间越来越长，恋爱伊始的新鲜和心动渐渐开始褪色，接踵而至的是对方身上的缺点开始被放大，双方的价值观念和生活方式互相抵触。

所以，走到最后，总会有人感叹埋怨："为什么受伤的总是我，我到底做错了什么？"

小朱最近有点烦，因为她的一个大学室友莉莉每次失恋都爱找她倒苦水，第一次听了她还能平心静气地说几句安慰话，可莉莉接二连三的抱怨着实让她有点吃不消。

莉莉是一个身材娇小、面容秀丽的杭州女孩。由于她是家中的独生女，父母对她都非常宠爱，可以说，她是从小泡在蜜罐里长大的，脾气难免有些骄纵。这样一个模样出色的女孩，从高中起，就有不少男孩给她写情书，有的甚至当着全班同学的面向她表白。

可父母不许她高中早恋，所以，进入大学的她才开始自己真正的初恋。第一段恋爱发生在大一新生军训期间，她和法学专业的一个男生走到了一块，两个人都没有真正谈过恋爱，所以都是彼此的初恋。刚开始的时候，每天军训结束后，他们两个总是拉着手一块去学校食堂吃饭，晚上，就跑到学校的大操场上散步聊天。就这样过了一个多月，两个人开始因为一些生活琐事经常吵架，最后，男生主动向莉莉提出了分手，分手理由是他受不了莉莉的以自我为中心，总觉得她自己做什么事都是对的。

初恋夭折后，莉莉非常伤心，她向小朱诉说自己的郁闷，觉得自己非常倒霉，怎么才恋爱没多久就被人甩了。后来，在朋友的介绍下，她又和一个理科生谈起了恋爱。可是好景不长，没多久，理科生就开始慢慢疏远冷落她。莉莉非常不甘心，她对理科生再三追问道："你为什么不理我，我到底哪里做错了？"理科生的答案是，莉莉太黏人了，而他需要有自己的私人空间，并不能时刻陪着她。

被人连甩两次，每次被甩的理由还不一样。为此，莉莉觉得非常难过，她不明白为什么别人的爱情看起来那么甜蜜，而自己的感情生活却总是一塌糊涂。频频在感情中受伤的她，现在对爱情充满了抗拒，觉得自己是个十足的倒霉鬼。

相信很多人都有过像莉莉这样的感情经历，从最初的对爱情充满期待、渴望和幻想，到初尝爱情的甜蜜和心动，然后又到恋爱期间的争吵和分歧，最后落得个不欢而散分道扬镳的伤心境地。在感情中受过伤的人，大多都会有"一朝被蛇咬，十年怕井绳"的恐惧心理，从此对待爱情不再勇往直前，不再掏心掏肺，不再刻骨铭心。至此，爱情已经沦为一场游戏，谁认真谁就输了，每个人都把自己包裹得严严实实，害怕再次被感情的霉运伤害。

难道爱情真的长了一张咬人的嘴？当然不是，古往今来，人们用无数美好的词语赞美爱情，诗人也说："生命诚可贵，爱情价更高。"毫无疑问，爱情本身是美好的。我们在爱情中出现的问题大都是由于我们不善经营造成的。

性格色彩学的创始人乐嘉曾说："爱情，是需要用心经营的。恋爱也是一门艺术。"因此，凡是哀叹"感情中，为什么受伤的总是我"的人，大抵都是因为不懂怎么去经营自己的爱情，所以才硬生生咽下了失恋这枚苦果。

但失恋也并不可怕，在感情中受伤也不是什么大事，关键是我们要学会从受伤、失恋中找到根本原因，吸取教训。不少人在感情中受过伤，得出的结论往往都是对方的错，自己则是一个踩了狗屎的无辜又可怜的"倒霉蛋"。可俗话说得好，一个巴掌拍不响，感情关系的破裂，两个人都要承担一定的责任。倘若我们总想着把情感受伤的源头推到对方身上，自己撇得一干二净，那么我们永远都走不出爱情的霉运，经营不好自己的感情。

因此，我们必须学会经营自己的爱情。

很多两性专家将"沟通"作为维系感情的首要条件。因为沟通能够让双方的性格变得清晰，能够让人更加清醒地认识感情。沟通不是较真。我们在恋爱的时候，彼此讨论一个事，最后往往会演变成一场充满硝烟味的"论战"，甚至是"骂战"。两个人都想当个赢家，原本是沟通，却变成互相较真，拼命想要驳倒对方只是为了证明自己的"无误"，最后反而弄得个两败俱伤。

莉莉初恋的夭折，问题大概也出在"不善沟通"上。莉莉的初恋男友责怪她太强势，每次争论都觉得自己才是对的，这其实是恋爱中男女的通病。很多时候，情侣之间一旦发生争执，就总爱把"角度"问题拧巴成"孰是孰非"问题，结果模糊了"沟通"的面目，中了"是非较真"的诡计，莉莉正好也犯了这个错。倘若她能在和初恋男友沟通争论的过程中，少论对错，真正体会对方话中的含义，其实可以避免很多无谓的冲突和伤害。

许多恋爱中的男女虽然做到了沟通，但偶尔也会出现一些别的问题。比如说恋爱中的人总是喜欢随时随地黏在一起，久而久之，可能就会丧失新鲜感，最后也会分道扬镳。其实我们每个人都是独立的个体，大家当然都需要一点空间透透气，因为只有这样，才能给感情保鲜，不会提前遭遇"七年之痒"。因此，恋爱中的男女，尤其是女孩，千万不要试图去掌握和干涉对方的所有事情，要知道，手里的沙子握得越紧，它流失得越快，感情也是这个理。

希望莉莉也能早日明白这一点，亲密无"间"的感情固然甜蜜，但是绑得太紧会让对方窒息，对待恋人，要给点空间，懂得"放养"。

很多人会被爱情伤害，一旦遭遇感情"破裂"，情绪就会变得十分低落，严重者甚至会有轻生的念头。造成这种问题的原因也很简单。很多女孩都有过这样的经历，恋爱的时候总喜欢把对方当作生活的重心，看不见的时候，时不时还会把手机拿出了看一看，生怕错过了对方的短信和电话。殊不知，情感的过于依赖会让人失去自我，整天都患得患失，世界里除了对方再也看不见其他的风景。一旦两人关系走到尽头，依赖心理过重的人很有可能就会一时无法适应，让自己陷入"失恋"的泥沼中无法自拔。

因此，在爱情里，我们应该培养自己的个人兴趣，当伴侣不在身边的时候，要懂得合理安排自己的时间，让自己过得充实有趣，多姿多彩。

其实，爱情不是带刺的玫瑰，带刺的往往是我们。在感情中老受伤的人，并不是一个自己做不了主的倒霉鬼。只要我们善于分析每次感情受伤的原因，多总结一些实际有效的经验，那么在下一次爱情来敲门时，我们完全可以尽情地去拥抱它。

当你的真心被人辜负

你是不是时常都有这样一种感觉：打开 QQ，看着几十上百个闪烁着的头像，却不知道该找谁来聊聊天；翻开微信上的通信录，陌生人的名字一大堆，常用联系人却寥寥无几；每次下班后或是节假日，疯狂地去参加各种推杯换盏的聚会，内心却一天比一天寂寞空虚……

如果遇到上述这些情况，那我们是时候停下匆忙的脚步，来给自己的人际关系把把脉了。悠闲地沏上一杯茶，和自己的心灵悄悄地对对话，问问它，为什么我结交了那么多朋友，平时也花了很多心思和他们来往，这样真诚的付出，却换不来一个可以推心置腹秉烛夜谈的人儿呢？

林东是一家传媒公司的人力资源总监，他每天工作的行程表都被助理排得满满的，下班后也没有太多自己的私人空间，常常被一大帮人邀出去吃饭、喝酒、唱歌。

酒桌上，他常常结识了许多陌生人，不知道收到了多少陌生人的名片，也不知道发出去多少张自个儿的名片。几乎每天，他都会被一群陌生人包围着，互相寒暄，彼此说着客套的话。刚开始的时候，他还觉得这种生活挺好的，时不时有一些饭局酒局，朋友圈子也慢慢扩大了，无形中为自己积累了不少人脉。可是没过多久，他就发现饭局酒桌上结识的朋友其实都是一些不靠谱的"泡沫"。

有一次，林东的妈妈得了癌症住院了，手术费用需要二十几万，可他手头上的积蓄又不够，所以只好像一只没头苍蝇一样到处求人筹钱。他打电话给平时吃饭喝酒认识的一些朋友："兄弟，我妈得了癌症住院，你能借点钱给我应应急吗？"没想到，他话刚一出口，那些朋友一个比一个还会找借口推辞："不好意思啊，最近我一朋友做生意，刚向我借了好几万。""太不巧了，我儿子要结婚，十几万给他买房子付首付去了。"……

朋友们的拒绝，让林东觉得自己很倒霉，他打电话跟人抱怨道："这些人平时跟我称兄道弟，有事就找我帮忙，我哪次说了一个'不'字啊？可为什么我出了这么大的事儿，这些人一个比一个跑得快呢？"

当下社会，尝过人际泡沫苦头的绝对不止林东一个人。其实，《生命时报》就曾经联合新浪网"健康频道"做了一项调查，调查数据显示"80%的人表示自己交不到知心朋友"。这个数据是非常可怕的，在平时的日常生活中，我们曾通过多种途径结识了许多陌生人，比如社团活动、交友聚会、朋友介绍等。可是这些泛泛之交的朋友又有多少含金量呢？大部分都是披着"友谊"的外衣，虽然表面上热情有礼，关键时刻却没有办法和我们倾心吐胆。

看到林东这样埋怨别人，朋友实在有点看不过去了，只好直白地问道："既然别人那么不仗义，那你当初干吗还要和他们做朋友？你的友情里就没掺一点功利心？"

林东一听，顿时觉得有点不好意思，他承认自己当时结交这帮朋友的目的里掺杂了许多私心，无非是想着他们日后能对自己的事业有所帮助。其实，我们不得不承认，在这个讲究人际关系的时代，和林东一样，大部分人的人际关系很多都建立在某种利益互惠的基础之上。比如，我们在饭桌上主动去结识一个有来头的陌生人，其实是打着"友谊"的幌子为自己找一个晋升的捷径。

然而，友情一旦被功利心染了色，就不再纯粹，我们结交来的朋友也势必都是一些"人际泡沫"，根本在彼此身上找不到内心的共鸣，试问，这样的朋友又怎么会在我们落水时拉我们一把呢？

另外，在信息社会，与人往来，我们也不再需要像古人那样艰难地"鸿雁传书"了。人与人之间的联络工具越来越发达，联系方式也多种多样。发个短信、留个电话、传条微博、递张名片，我们很快就能结识到新的朋友，非常简单、灵活又迅速。但是这样结交而来的"朋友"，往往都是一些泛泛之交，因为彼此间的生活并没有太多的交集，也没有共同的成长背景，因此，彼此的联系很快就会随着时间变得越来越少，一旦没有了共同语言，就只好无奈地沦为"人际泡沫"了。

不仅如此，由于人际关系越来越错综复杂，我们每一个人都会习惯性地对人保持着戒备心，毕竟人心隔肚皮，很多人都缺乏安全感，所以在与人交往的过程中，都不敢彻底敞开自己的心扉，逢人只说三分话，不肯全抛一片心。就算平时在饭桌上称兄道弟几百次，我们在关键时候有求于人他们时，恐怕也会经历像林东那样的遭遇，结交的都是些中看不中用的"人际泡沫"！

管理学大师德鲁克先生曾说："清理你的人脉就像清理你的衣柜一样，将不合适的衣服清出衣柜，才能将更多的新衣服收入衣柜。"这句话完全可以套用在"人际泡沫"上面。如果我们再也不想碰上"人际泡沫"这种倒霉事，我们就有必要像清理书柜那样，也给自己的人脉"脱脱水"，果断断绝和"人际泡沫"们的联系，不要再花费太多不值得的精力在这些泡沫上，彻底地和它们说拜拜！

总之，为了避免以后再次结交上"人际泡沫"，我们一定要摒弃过于功利化的交友心态，找到彼此互相欣赏有所共鸣的地方，敞开心扉，真诚相待，并且保持比较稳定的联系，如此，我们必定能浇灌出芬芳四溢的友谊花朵。

你是否经常感到孤独

社会心理学家的研究成果证明：人的某些情感缺陷会阻碍人与人之间的吸引，妨碍人际关系的协调与合作关系。在这些情感缺陷中，有一种对人的身心健康影响很大的缺陷：孤独感。

大多数人都体验过孤独的痛苦。有关统计资料表明：孤独感已成为现代人的通病。心理学家估计随着社会变得越来越富有，人们对孤独感和人与人之间关系的关注程度也会越来越大。

孤独感是糟糕情绪的一种，大致上属于悲观情绪的范畴。

孤独感和孤立感的含义是不同的。孤独感是个体对自己社会交往数量的多少和质量好坏的感受。对孤独感的这种界定，帮助我们理解为什么有些人虽然远离人群，生活却感到非常快乐，而一些人尽管被人群所包围，而且经常与他人交往，却被孤独感所困扰。现在有许多人抱怨身边没有多少真正的朋友。对这些人来说，与某些人进行坦诚交往的需要不能满足时，将产生强烈的孤独感。从这个意义讲，孤独是一种个人体验。尽管每个人都会感到孤独，而且孤独感的来去随着环境的变化而变化，据此，我们认为孤独感是一种情绪特征。

产生孤独感的原因非常多，一般来说，有孤独感的人倾向于在社交时对他人和自己给予严厉的、苛刻的评价，许多有孤独感的人缺乏一些基本的社交技能，从而使他们无法与他人建立持久的关系。

而这种行为背后有以下几种表现：

1. 对他人和自我的消极评价

孤独的人可能更内向、焦虑，对拒绝反应更敏感，并且更容易抑郁。孤独的人在朋友身上花费很少的时间，不经常约会，也很少参加集会，没有什么亲密的朋友。在人际交往时，他们对自己和对方的评价极端消极。这一结论，也帮助解释为什么对许多身处大学校园的学生来说，孤独仍然是一个普遍存在的问题。

2. 基本社交技能的缺乏

有的人乐意与别人交往，但一旦进行比较重要的而且时间较长的交谈就会出现困难，其原因是缺乏基本的社交技能。他们对自己的伙伴不太感兴趣，常常不能对对方所说的话加以评论，也较少向对方提供有关自己的信息。

相反，这些孤独者更多的是谈论自己并且常介绍新的与对方的兴趣无关的话题，倾向扮演一个"被动消极的社交角色"。我们常常感到与孤独者交往很乏味，他们不知道他们与人交往的方式是怎样赶跑了潜在的朋友。

所以，当别人期望他们多暴露思想时，他们却暴露得很少；而当别人不期望他们过多暴露思想时，他们却暴露得太多。结果，在别人眼中他们是冷淡的或不可思议的。

孤独者因为采用消极的交往方式，并缺乏必要的社交技能，而难以与他人建立亲密的友谊。与这些人交往常常让人感到不愉快，因此他们很难建立有助他们发展社交技能的人际关系。心理学家认为，通过基本社交技能的训练，可以使孤独者走出孤独的恶性循环。

孤独感在人的思想上、行为上的体现，大致有两种类型：一种是因为客观条件的制约，长期脱离人群的"有形"的孤独；一种是身处人群之中，内心世界却与生活格格不入而造成的"无形"的孤独。人是社会化的高等动物，人区别于其他一切动物，最根本的就是因为人过的是社会化生活。因此，人的一切，包括思想、学识、才能等，只有在社会生活这个意义上才存在，才能得以发展。

我国曾放映过一部名叫《中锋在黎明前死去》的外国影片，电影说的是某国家有一个著名足球中锋，他在世界足球大赛中表现极为出色，带领自己的球队赢得了一次次的胜利。可后来，他被一位百万富翁看中并高价"买"了去。中锋在富翁家里享受着优裕的生活待遇，但却失去了驰骋绿茵场、施展身手的机会，只是与另外两名被买来的物理学家和舞蹈家一起，被闲置在富翁的一所豪华别墅里，全部的作用是作为"展品"以满足这个富翁的虚荣心和占有欲。中锋没有球踢，整天生活在一种难以忍受的孤独之中，终于在忧郁中死去了。

这个故事揭示了一个浅显的道理：人是不能脱离"社会"而生存的，离开了社会生活与人际交往，人的本性与人格都不能保持完整。

社会学、人类学和心理学的研究表明，人的健康而又完整的精神面貌，是在人际交往当中形成的；人也是通过人际交往认识自己、评价自己和改变自己的。一个长期被孤独感笼罩的人，精神受到长时间的压抑，不仅会导致自己的心理失去平衡，影响自己的智力和才能的发挥，也会引起人的心理上、思想上的一系列变化，产生诸如思想低沉、精神萎靡，失去事业的进取心和生活的信心。

大多数有孤独感的人，并不是自己情愿离群索居、孤身独守的。他们有的是在坎坷难行的人生路上遇到了伤人肺腑的痛苦，因而嗟叹人生艰难，埋怨命运刻薄，或痛恨世态炎凉，咒骂人心虚伪；有的是感到自己怀才不遇，知音难觅，得不到别人的理解，因而也不愿去理解别人，不如独处一隅洁身自好；有的是自己看不起自己，不相信自己，不敢也不愿意与人交往……境遇各有不同，其结果大致差不多：把自己置身于孤独感的控制之下，陷入无边的伤感之中。

要消除情绪中的孤独感，我们需要做到以下几个方面：

首先就是要求自己做个达观者。所谓"达观"，一是对不顺心的事要想得开，就像人们常说的那样，要"拿得起，放得下"；二要乐观，尤其在逆境中，在困难较多的情况下，要有一点乐观主义的精神，一方面眼睛要看得远些，另一方面步子也要迈得再扎实一些。这是因为生活自有它发展的规律，不会随着人的主观愿望而转移，更不会因为人的消极回避、等待而自然好转。

其次，应该抛掉伤感，投入集体的怀抱。鸟儿身上系上了铅块，难以飞上蓝天；一个人心理负担重，必然影响自己的思想、学习和身体健康。在这种情况下，应该努力挣脱孤独感对自己的束缚，走出个人小天地，投入集体的怀抱，投入火热的生活。曾经有人这样问一位著名心理学家："哪些是人类今天最基本及最深切的心理需要？"他回答说："人类需要爱，但这不限于男与女之间的爱，从心理学家的观点看来，好人永远是快乐的。"脱离集体和生活，一个人是无法得到爱的，把自己禁锢在孤身独处的樊笼里，得到的只有孤独而不会有快乐。就像一滴水，孤独地滴在石头上只能叹息着消失，而滴在大海里则可以永远奔腾。只有热爱生活，才能感受到集体的温暖，朋友的爱，并坚定自己不断进取的决心与信心。

在具体的生活与工作中，要学会从以下几个方面入手来消除自己的孤独感：

第一，克服自卑。由于自卑而觉得自己不如别人，所以不敢与别人接触，从而造成孤独状态。这如同作茧自缚，自卑这层茧不冲破，就难以走出孤独。其实，人与人之间不可相比，每个人都有长处和短处。所以，一个人只要自信一点，就会钻出自织的茧，从而克服孤独。

第二，多与外界交流。独自生活并不意味着与世隔绝，虽然客观上与外界交流有一定困难，但依然可以通过某些方式达到交流的目的。当你感到孤独时，可翻翻旧日的通信录，看看你的影集，也可给某位久未联系的朋友写信、打个电话，或请几个朋友吃顿饭、聚一聚。当然与朋友的交往和联系，不应该只是在感到孤独时，要知道，别人也和你一样，需要并能体会到友谊的温暖。

第三，"忘我"地与人交往。与人们相处时感到孤独，有时会超过一个人独处时的10倍。这是因为你和周围的人格格不入。例如，你到一个语言不通的地方，由于你无法与周围的人进行必要的交流，也无法进入那种热烈的情感中，所以，你在他人热烈的气氛中会备感孤独。因此，在与他人相处时，无论是什么样的情境下，都要做到"忘我"，并设法为他人做点什么，你应该懂得温暖别人的同时，也会温暖你自己。

第四，享受大自然。生活中有许多活动是充满了乐趣的。只要你能够充分领略它们的美妙之处，就会消除孤独。例如有些人遇到挫折，心情不好，但又不愿与别人倾诉时，常常会跑到江边或空旷的田野，让大自然的清风尽情地吹拂，心情就会逐渐开朗起来。

第五，确立人生目标。现代人越来越害怕自己跟他人不一样，害怕在不幸时孤独、孤立无援，害怕自己不被人尊重或理解，这种由激烈社会竞争导致的内心恐慌，无疑使一些人越来越孤独，心理也越脆弱。要克服这种恐慌与脆弱，就必须为自己确立一些人生目标，培养和选择一些兴趣与爱好。一个人活着有所爱，有追求，就不怕寂寞，也不会感到孤独。

第二章

认识自我：你需要做自己的知己

　　不管做什么心理建设，自知都是最重要的一步。我们常说，知音难觅，意思是找一个知己很难。却不知道，我们人生最应该寻找的知己就是自己。而"自知"看起来是最简单的一件事，却也是最难的一件事。我们每天都把眼光盯着别人，很容易将自己深深隐藏。我们许多人也是把自我认知建立在别人的看法上，忽略了内心的渴望。这样的认知观是无法帮助我们打造自愈力的。就如同医生治病一样，我们需要对自己望闻问切一遍，才能找到病因，对症下药。

治愈，从了解自己开始

一个人不管受了什么伤，要做的第一件事就是了解自己。就如同医生治病一样，摸清楚病人的情况，才能对症下药。所以，了解自己是培养自愈力的第一步，也是最关键的一步。以往，我们总是在强调要了解别人，可到头来发现，我们自己才是最应该被自己知根知底的对象。换言之，我们要了解自己。

有些人肯定对此嗤之以鼻，有如听到了一个天大的笑话。因为在他们以往的认知里，自己就像身边的空气一样熟悉，根本用不着花费心思去做了解。殊不知，这种想法大错特错。如果我们真的对自己足够了解，那为何内心还会有那么多焦虑、困惑、压抑、无助和伤痛？

高峰家境贫寒，父母拉扯他们兄弟俩长大很不容易。从小，父母就不停地跟高峰"算账"：我们辛辛苦苦把你俩养大，光你一个人吃、喝、穿、玩加读书，就花了近十万，你以后参加工作可要省吃俭用，多攒点钱给家里啊……

高峰是一个孝顺的孩子，每次父母跟他唠叨起这些事儿，他心里就充满了愧疚。上大学的时候，同寝室的同学时不时下馆子吃饭，他却一个人偷偷地啃馒头，吃一口馒头，喝一口水。父母给他为数不多的生活费，他总是能省则省，一想到父母在家过着捉襟见肘的苦日子，他的心简直酸得快要泛出水。

交好的同学看他过得那么穷苦，实在于心不忍，劝了他好多次，让他对自己好点，可他始终听不进去，仿佛自己偶尔吃点好的，都是在吃父母的肉。

大学毕业后，为了尽快稳定下来，高峰飞快地找了一份工作。尽管他并不喜欢这份工作，可只要一想到父母正焦急地等他寄钱回去，他就什么都忍了下来。然而，饶是他如此上天入地地折腾，父母似乎还是对他颇不满意。每次节假日回家，父母都会有意无意地说上两句，谁家的儿子给父母盖上一栋小别墅了，谁家的女儿给父母寄回来几万块钱了。

每回听到这种话，高峰的心就跟被车轮碾过一样，夜深人静的时候，他总是躲在被窝里流眼泪。工作也越发地不顺心，不管他怎么努力，他依旧对这份工作提不起多大的兴趣，每天上班的心情就跟上坟一样。

从他上班的第一个月开始，他就按时给家里打钱，从来没有间断过。工作两年，他总共给家里打了三四万，自己却没有一点存款。让他不明白的是，为何自己这般努力，父母仍是觉得他没出息，连带着他自己都对自己丧失了信心。

日子越过越消沉。高峰开始整夜整夜地睡不着，人更是憔悴消瘦得厉害，情绪也起起伏伏特别大，有时候给父母打电话，一听到不顺耳的话，他就开始在电话里咆哮，责怪父母不懂他的心，挂完电话后，他又为自己刚才的态度百般懊恼。

另外，他和同事的关系也越来越紧张，彼此言语稍有不合，他就会暴跳如雷。这种糟糕的状态还让他在工作中频繁出错，公司领导对他的不满也与日俱增。

高峰茫然了，害怕了，他感觉自己越来越陌生，自己越来越不了解自己。

这一切或许是因为，生活中的高峰并不是真实的高峰，平日里的孝顺和听话只是他的一个外壳，他非常需要这层外壳给对他期望高的父母一个交代。而在这个外壳之下，他的内心必定还住着一个敏感、叛逆、脆弱、对父母充满怨恨以及极度渴望被爱的自己。这才是真实的高峰，一个不被他自己了解和认知的高峰。那个孝顺儿子，不过是高峰用来安慰父母的假象，真实的自己一直被他忽视，他呈现在父母面前的一直是一个经过诸多修饰的面貌。

难怪有人会说，每个人的骨子里都有着不安分的毒，迟早要发作出来，不在这儿发，就在那儿发，不在此时发，就在彼时发，无一人能幸免。其实，从某种程度上而言，这种不安分的毒素就是真实的自我。换句话说，我们都是自己的另一个陌生人，有时候，别人眼中的我们和我们眼中的自己，都未必是真的我。

就像高峰，他都没有真正了解过自己，戴着面具生活多年，他的心和灵魂处于极度疲惫的状态，最后终于扛不住了。他被真实的自我彻底绑架，如果他还不能清醒地认识到这一点，那他将时刻面临生活脱轨和性格分裂的痛苦。

佛教认为，焦虑是思想的陷阱，它是由我们内心的无明、妄想和烦恼合力打造的。所谓的"无明"，就是指不了解事情的真实面貌，而不了解事情的真实面貌，又往往导致我们时常自寻烦恼。高峰不正是一个典型的例子吗？他在认识自身上的"无明"，最终使得其工作、生活和家庭都频生波折。

由此可见，认识自己，了解自己是多么重要的一件事儿啊，我们每个人都需要沉下心来，问一问自己到底是谁。

小孩子大哭大闹时，尚且告诉父母他哭闹是因为想吃糖。作为一个成年人，我们更应该比谁都了解自己，清楚自己的真实需求。要知道，了解自己从来都只是我们自己的义务，别人只负责回应我们发出的声音，明白了这一点，我们才有可能在生活、工作和情感中收获幸福。

把眼光挪到自己身上

诗人卞之琳在《断章》中写道："你站在桥上看风景，看风景的人在楼上看你。明月装饰了你的窗子，你装饰了别人的梦。"眼睛是多么奇妙的存在，它能帮助我们看到别人身上的美，而这种美当事人却看不到，除非他借助镜子。

说起镜子，这无疑是很多人的最爱，空有一双光彩多人的眸子，却只能用来欣赏别处的风景，而自身这道靓丽的风景，却还是不得不借助于镜子。谁叫我们的眼睛注定只能看到别人呢？

而这几乎可以成为一种原罪。

小虎是一个眼里容不下一粒沙子的男人。学生时代起，他就乐于给别人"挑刺"，凡是他目光所到之处，几乎没有一人能幸免于难。

有的同学不过是体形微胖了一点，他却仿佛看到了一头膘肥肉厚的笨猪，随口就是一句："你一天是不是吃五顿饭啊？该减减肥了，再胖下去，宿舍的床都要被你压垮了！"

参加工作后，他的眼睛依旧毒辣，今天，他不是嫌弃这个同事穿着土气，就是责怪那个同事做事马虎。时间一久，办公室的同事都对他敬而远之，背地里还给他取了一个外号叫"毒辣男"。

要是小虎他本人长得帅气，身材挺拔，打扮时尚，做事认真也就罢了，大家大不了吞了这口恶气。可郁闷就郁闷在，小虎自己压根就和这几条一点也不沾边呀。这就好比，一个腿瘸的人讥笑别人走路一拐一拐，这不是五十步笑百步吗？相信任凭是谁都咽不下这口气呀！

"为什么看见你弟兄眼中有刺，却不想自己眼中有梁木呢？你不见自己眼中有梁木，怎能对你弟兄说'容我去掉你眼中的刺'呢？你这假冒为善的人，先去掉自己眼中的梁木，然后才能看得清楚，去掉你弟兄眼中的刺。"这是《圣经》里的一段话，我们每个人都可以对号入座，包括小虎。

如果说，我们的眼睛只能看到别人是一种生理局限，那我们的眼睛只能看到别人身上的缺点和不足，就像《圣经》所言，眼中有梁木了。梁木的存在，遮掩了我们的视线，更模糊了我们的心，它让我们的评价之秤严重失衡。从什么时候开始，我们渐渐和真实的自己形同陌路，空有一双眼，看得见别人，却瞧不清自己。

小虎虽不如他讥笑过的同学胖，却也没有高大健硕的身材；虽不如他嘲讽过的同事打扮土气和做事马虎，却也没有好看时尚的衣着，更没有细致认真的工作作风。他只不过太喜欢将目光落在他人身上而已，久而久之，自然也就把自己变成了诸多陌生人之中的一员，到头来，他所拥有的也就只剩下一双梁木横生的眼睛和一张恶语不断的嘴巴了。

有时候仔细想想，他的处境真是像极了一则寓言。从前，一只猴子和群猴一起坐在地上，这时谁也没发现它的屁股是光的，而当它在树上爬时，众猴仰头看见了它的光屁股，于是纷纷以此奚落它。

我们都有一双眼睛，如果能通过这扇窗户，去欣赏他人身上的美该有多好，为何偏偏要借此去挑别人的刺呢？这种行为跟寓言中的众猴又有什么区别？光屁股人人都有，我们在笑话别人的同时，自身反而成了一个最大的笑话。

在美国电影《沉默的羔羊》里，汉尼拔博士最后用这样的警句，向警探克拉丽丝暗示凶手的位置："贪婪起于每日所见。"这句话并不难理解，他的意思是，受害者就是凶手每日都可以看见的人。可以想见，所有的爱恨嗔痴，都在三丈之内，我们的视线总是落在离我们最近的人身上。这些人和我们有着相似的起点，彼此本应拥有同样的命运，可就在某个岔路口，他们却成了幸运儿。对此，如何不心生攀比和嫉妒，又如何不在攀比和嫉妒的鞭笞下，道尽他人身上的瑕疵。

然而，我们终究还是要扪心自问，即使这样做又能换回什么呢？当我们不幸落水时，最好的弥补方法不是拉别人下水，为自己找个陪葬者，而是大声呼救，想尽一切办法回到岸上。前者纯粹是损人还不利己，后者才是智者之举。

不要让自己的眼睛只能看到别人的不足，不要让自己成为自己的另一个陌生人，生活就像一面镜子，我们看到了什么，呈现在我们眼前的就是什么。可以毫不夸张地说一句，阻碍我们拥有幸福的，往往是我们自己，因此，不管怎么样，我们终其一生都要远离眼中梁木带给我们的不满和怨恨，因为它们除了让我们的心灵变得丑陋外，还会给我们的身体带来各种疾病。

最深的一面里往往就藏着伤口

有这样一则令人难以释怀的新闻。

在外地打工的少妇阿梅，将自己6岁的女儿虐待至死并焚尸，其凶残程度令人发指。很多网友评论说，她真的是孩子的亲生母亲吗？怎么比灰姑娘的后母还要可怕？就在排山倒海的舆论快将阿梅吞噬时，人们又看到了她在生活中的另一面：体恤丈夫，孝顺公婆，疼爱儿子。

人们彻底无语了。这分明是两个人，为何又偏偏是一个人呢？其实这并不难理解，正所谓，蔫萝卜辣心儿，有些人表面看起来人畜无害，循规蹈矩，不一定就真的是一个老实人。像阿梅这种人，通常都有一个不怎么幸福的童年，真实的自我受到压抑后，就会变得极度闭塞和懦弱。平时忍气吞声的次数多了，内心早就郁结了一股怨气，不发泄出来是不会痛快的，所以她才会朝年幼的女儿下毒手。

人性就是如此复杂。

那些面目狰狞，一肚子坏水，一看就是杀人犯的，通常只会出现在影视剧当中。在许多案件里，真正的凶手的脑门上可从来不会贴着"我是坏人"这四个字，他们中的大多数看起来要么害羞内向，要么神采飞扬，反正都是一些我们绝对想不到的人。

所以，人不可貌相，海水不可斗量，我们永远不要小看那些看起来平淡无奇的人，他们的内心世界也是暗流涌动，他们也有着不欲人知的小心思。当然，我们每个人都在其列，当别人隐藏了自己最真实的一面时，不要吃惊，不要鄙视，因为很多时候，我们自己也是自己的另一个陌生人。

当真实的那一面藏在最深处时，我们往往看不清自己的真实模样，这种盲目会导致我们在生活中做出许多错误的选择，而这些错误的选择又会给我们生活带来诸多不便和伤害。

西西是一个恨嫁的大龄女青年，每次和闺密见面，她都会抱怨自己找不到男朋友。闺密问她是不是要求太高，她一听连忙摆摆手，头摇得跟拨浪鼓一样："我真没啥要求，我不求他是个高富帅，只求他为人靠谱一点。"

有一回，闺密特地跟她说："我刚好认识一个挺老实的男人，和你差不多大，要不介绍你俩认识认识？"

西西一听，犹如久旱逢甘露，眼睛立马发光，点头如捣蒜："太好了！你说话可要算话啊！什么时候安排我俩见一面？"

在西西的再三催促下，第二天闺密就让他俩单独在一家餐厅吃饭聊天，没想到两个人还真好上了。经过短暂的相处后，他俩决定先订婚，半年之后再结婚。

可命运总是让人啼笑皆非，西西在一次朋友聚会中又认识了一个男人，这个男人不仅高大帅气，风趣幽默，对待工作还有着不一般的上进心。而这些都是现在的男友所不具备的，西西迟疑了，面对后者的强势追求，她开始把持不住了。

最后，她不顾家人和朋友的劝阻，执意要和现任男友解除婚约。也是这一次，闺密才看清楚西西隐藏最深的那一面，原来，她是一个那么贪心的女人。如果她在下一段恋情中获得了幸福也就算了，因为这起码可以证明她的选择是对的。可结果是什么呢？那个她曾用全世界来交换的男人，也不过尔尔，原来让她欣赏的上进心，不过是一个男人深藏于心的自卑，其实，他并没有她想象中的那么迷人。

西西失望了，她对这个男人的失望，一如闺密对她的失望。不是西西变了，也不是这个男人变了，这一切都要归因于了解得不够深。闺密没有看到西西隐藏最深的那一面，西西也没有看到自己和那个男人隐藏最深的那一面，如此，错过了真实，也连带着伤了人心。

其实，一个人如果对自己有着清醒的认识，那他的生活很少会出现大的变动和波折，我们都知道，吃饱了的肚子才不会咕咕叫，当我们了解到自己隐藏最深的一面时，也就没有机会去忽略真实的自己发出的欲求。

因此，当我们在工作上毫无建树时，不妨问一问自己，我真的喜欢这份工作吗？如果内心给出的答案是"No"，那我们就可以立马调转航向，去做自己感兴趣的事情，因为只有这样，我们才能打破自己事业上一潭死水的局面；同理，当我们在人际交往上备受困扰时，也可以和自己的内心来一场对话，兴许它能给我们一个准确的答案，从而帮助我们俘获更多的人心。

这就是认识自己带来的好处。它让我们不再像以前那样活得浑浑噩噩，它帮我们拨开眼前的迷雾，真诚坦荡地面对自己隐藏最深的那一面。在面对生活的刀锋时，哪怕受伤，我们也能够从根本上找到病因，给自己开一剂药。

挣脱别人带来的认知束缚

我是谁，我从哪里来，我又要到哪里去，这些问题从古代开始，就一直萦绕在人们的心里，一次又一次地追问，却始终找不到令人满意的结果。

然而，即便如此，人们也从来没有停止过对自我的追寻。我们太需要给自己一个明确清晰的定义了，否则就只能和没有航向的船一样，终日漂荡在漫无边际的大海上。也正是因为如此，我们才会不自觉地被周围人的言行举止所影响，将别人对我们的评价当作自己航行大海的指南针。

在心理学上，这种通过观察他人对自己行为的反应而形成对自己的评价，就好比个体把别人当作镜子进行的自我感知，我们称其为"镜像自我"。具体而言，如果一个人经常得到周围人合理、积极、肯定的评价，他就会变得自信、阳光和乐观；相反，如果一个人总是得到周围人的负面评价，他就会变得自卑和悲观。

举个简单的例子。有一天，我们穿了一件新买的衣服去上班，公司的同事对我们说："呀，你怎么穿了一件这么丑的衣服？"相信很多人都会把这句话听到心里去，哦，原来这件衣服不好看，那我下次绝对不能再穿了。其实这还是其次，一旦此类事情发生得多了，我们很有可能开始怀疑自己的"审美观"或是"品位"：难道我真的很不会穿衣服吗？看来我真的是个土包子，没一点品位！

而事实上是，同事的审美观不一定是对的！又或是退一步来讲，萝卜白菜，各有所爱，有同事认为这件衣服不好看，必然也有同事认为这件衣服还不错。我们只是恰好遇见了一个不喜欢这件衣服的同事，说不定转背又撞上了"英雄所见略同"的知音呢？

诸如此类的事情还有很多。具体到衣食住行、工作、家庭以及感情中，我们会越来越发现，原来我们的自我认知往往来源于他人。这是一种内心极为不自信的表现，我们失去了对一切事物的判断力，我们甚至还恭恭敬敬、颤颤巍巍地将自己递到不相干的人面前，任他们对我们品头论足，指手画脚，不管其给我们打多少分，做出什么评价，我们都全盘接受，连一丝丝质疑都不敢表现出来。

长此以往，别说是不敢做自己，我们甚至连自己是谁都搞不清楚。这并不是危言耸听，英国大文豪莎士比亚早就有言在先："一千个读者眼里就有一千个哈姆雷特。"我们只有一个自己，把一个自己交给成千上万的他人，七嘴八舌之下，谁的评价是最正确的，我们又该被谁牵着鼻子走呢？

就像已故的张国荣唱的那样："我就是我，是颜色不一样的烟火。"我们是什么颜色的烟火，不应该由他人来决定，我们自己才是唯一拥有最终解释权的一方。一味地在乎别人的评价是不明智之举，因为别人理解的价值观或者秉承的行为准则并不见得就比我们高明，那种所谓的"真实的存在"，很多时候只不过是一种没有实际意义的话语片段。如果我们总是试图从那些模棱两可的评价里寻找实质性的意义，那只会让自己陷入一种愚笨虚妄和无所适从的状态中，似无头苍蝇般寻不到出路。所以，还等什么呢？赶紧从别人那儿将本属于我们的评断权收回来吧！

何必困死在"自我感觉"中

别人的一个眼神，一句话，一个动作，我们就能由此产生一种感觉，在这种感觉里，我们掺杂了许多个人主观的判断，比如，他不是一个好人、她在嫉妒我等。我们如此信赖自己的感觉，以至于把自己所能感知的一切全部当作是真实的，就在我们匆忙下结论的那一刻，我们俨然把自己当成了无所不晓的上帝。

可万一"感觉"也是错的呢？

常言道，耳听为虚，眼见为实，这句话的意思是，听来的传闻是靠不住的，亲眼看到才算是真实的。可生活是最好的老师，它不知多少次用实例告诉我们，耳听为虚，眼见也不一定为实，人的感觉并非时时刻刻都靠谱，一个将自己的感觉当作指路灯的人，很有可能在下一个拐角撞到坚硬的墙壁。

生活中，当我们看见别人做某件事表现得特别开心时，我们往往也会感觉，自己在做这件事的时候也会很高兴，可结果呢，当我们带着满腔兴致去做时，却意外发现自己并不是那么快乐。这是为什么呢？撇开彼此的兴趣不同这一点不说，归根结底还是因为我们自己出现了"认知偏差"，别人或许只是表面上表现得很开心，而实际上其内心根本一点也不喜欢做那件事。

这种认知偏差，让我们不停地与事情的真相擦肩而过，同时也给我们的生活、工作和感情带来诸多不便。如果我们不能避开"感觉"设下的陷阱，那我们也就无法正确而又全面地认识自己，最终在各项自我决策上变得更加武断和偏激。

北威尔士王子出去打猎，留狗在家看护婴儿。王子回来后，看见血染被毯，却不见婴儿。而狗呢，正舔着嘴边的鲜血，高兴地望着他。王子大怒，抽刀刺入狗腹。狗惨叫一声，惊醒了睡熟在血迹斑斑的毯子下面的婴儿。这时，王子才发现屋角躺着一条死去的恶狼。

我们或许都曾看过这个故事，但又有多少人能明白这个故事蕴含的深意呢？就算我们明白这个故事蕴含的深意，又有多少人在生活中竭尽全力避免自己成为第二个"北威尔士王子"呢？

狗咬死了企图伤害婴儿的饿狼，回到家中的王子却只看到了被毯上的血迹和狗嘴边的鲜血，他以为是狗吃掉了婴儿。其实，他早就在心里为狗预设了一个深坑，所以才会在自己感觉的指使下，残酷而又愚蠢地宣判狗死刑。

错误的感觉带来的杀伤力就是这般巨大。我们总过分相信自己的感觉，这种相信近乎迷恋，而这种迷恋又成功地给我们洗了脑，让我们误以为自己的判断是对的；同时，也让我们误以为自己的选择是我们真正想要的。

阿海是一个大龄单身未婚男青年，从他开始工作起，就有亲戚对他说，好好工作，没有钱，你是不会开心的。阿海听了，顿觉头皮一紧，他害怕自己过得不开心，于是每天都勤勤恳恳地工作，别人到点了就开溜，他却还在玩命儿加班。

后来，又有亲戚对他说，打工不如自己创业，你要是不创业，将来就买不起房子、车子，自然也就娶不到老婆。阿海不想一辈子当个孤家寡人，于是连忙把工作辞掉了，拿着辛辛苦苦攒下来的几万块钱去开店。

可最后的结果让阿海困惑不已。以前的同事工作没有他认真，钱没有他赚得多，也没有去创业，更买不起房子和车子，可为啥人家每天偏偏都过得那么开心，并且还娶到了如花似玉的老婆呢？

而他自己呢？明明感觉只有认真工作才会赚到钱，赚到钱才能变得快乐，只有创业才能买得起房子和车子，买得起房子和车子才能娶到老婆，可为啥到头来快乐和老婆都没捞着呢？

答案很简单。因为从一开始，这种感觉就是错误的，在错误感觉的引领下，阿海后面走的每一步都不是由心而发，得不到快乐自然也在情理之中。当我们看不清自己的真实内心，我们的生活就只能像滚雪球一样越滚越大，直至将我们彻底包围，让我们再也无法尽情地舒展四肢。

不要再盲目地依靠"感觉"行事了，很多时候，"感觉"就像一个顽皮的小孩子，它常常把我们拉到一个偌大的迷宫里，让我们瞧不见自己这座"庐山真面目"。而在不了解自己的前提下，我们只会在迷途上越走越远，越来越不开心。因此，我们一定要学会悬崖勒马，回归理性，再也不做"感觉"的提线木偶。

勇敢地正视自己的渴望

她出生在一个小城里，父母都是工薪阶层。小时候，她总觉得妈妈对她要比对弟弟更好一些。而支撑她这个想法的，正是发生在她身上的一些生活小事。

她自小挑食，从来不吃葱姜蒜，对猪肉更是避之不及。可在普通的汉族家庭的餐桌上，猪肉向来是荤菜里的主力军，妈妈担心，她如果不吃猪肉，营养会跟不上。于是，迫于无奈，妈妈只好每天炒两个鸡蛋埋在她的碗底，不仅如此，每次吃饭，妈妈都会眼疾手快地将餐桌上除猪肉以外的所有好吃的，全夹到她的碗里。

更夸张的是，如果有上海人带来一些巧克力，妈妈还会把它们藏起来，等到她弟弟不在家的时候，再偷偷地给她拿上一小块。就这样，一盒巧克力，她足足吃了大半个月。有时候，家里偶尔吃个鸡，那两只鸡大腿一定没有弟弟的份儿，妈妈早早地就把鸡大腿的皮剥了，然后把它们放进她的碗里。

其实这也就罢了，真正勾出弟弟不满的是，妈妈还总是目光灼灼地盯着盛着鸡肉的盘子，只要一看到好肉，就夹起来给她吃。

妈妈对她的"偏爱"不只体现在这些吃食上，还体现在挨打上。妈妈是一个脾气暴躁的人，她和弟弟经常会犯一些小错误，两个人也因此会受些皮肉之苦。可和弟弟比起来，她挨的打不仅少得多，而且还轻得多。每次弟弟犯错，妈妈生气起来那叫一个凶狠，连拧带掐不说，还专挑弟弟大腿上最嫩的地方下手。

每次回想起这些事儿，她都觉得自己特别幸福，她甚至断言，妈妈一定爱她多过爱弟弟。可是，就在她结婚那会儿，她对妈妈生出了巨大的怨念。

弟弟比她先结婚，在他结婚前后，父母一直处于兴奋的状态中，买房子，搞装修，下聘礼，办酒席，一切都显得那么热闹和喜庆。而她结婚时，父母却只给她办了一回冷冷清清的回门酒。偶然间听到妈妈聊起别人家的事儿，她被妈妈的那一句"闺女就是一门亲戚"彻底伤到。

此后，本是敏感之人的她变得愈发敏感多疑，每当听见父母对弟弟说，你不要那么辛苦，将来我们这一切不都是你的？她就郁郁寡欢，觉得父母并不爱她。

她还经常梦见跟父母吵架，在梦中，她激烈地指责父母不爱自己，醒来时发现自己真的在流眼泪。每次做这种梦，她当天的情绪就会很低落，打个电话回去，一旦察觉到父母的语气有些冷淡，她就会感觉自己被拒绝，因而难过上很久。

孔子曾说，不患寡而患不均，这句话成为她内心的真实独白，各种躁动风起云涌，她将自己逼入绝境，悲伤、怨恨、不安轮番上演。然而庆幸的是，她很快就搞清楚了这种躁动的根源在哪里。是的，在她张牙舞爪的表面下，内里不过是一个极度渴望被爱的小女孩。

而当这种渴望得不到满足时，她就会变得异常躁动。这个"她"其实正是当代知名女作家闫红，她在自己的散文集《彼年此时》中，还原了一个真实的自己。闫红用她的亲身经历告诉我们每一个人，躁动是我们内心发出的某种欲求，我们只有清醒地认识到它，并满足它，才有机会获得真正的宁静。

这种躁动在我们的工作、生活以及感情中屡见不鲜。工作中最常见的就是拖延症，我们领到了一个工作任务，却迟迟不愿开始行动，等到最后期限就要到来时，我们才心不甘情不愿地把活儿干完。活是干完了，可这个过程充满了焦虑和痛苦，我们始终被内心的躁动操纵着。其实，这种躁动就是我们内心发出的某种欲求，当它出现时，我们应该和它对话，看看自己是不是在某方面亏待它了。

有过减肥经历的人都知道，在减肥期间，一个人是最容易出现暴饮暴食的，究其根本，还不是因为控制饮食造成的身体饥饿。过分压抑食欲对减肥非但没有任何实质性的帮助，还只会压垮人的最后一道防线，这也是节食减肥为何屡战屡败的关键所在。因此，我们若想平复心底的躁动，就要学会成全自己的欲求。

如果我们在工作中出现躁动的情绪，可以先暂停手上的活儿，带这个没有好好玩过的自己去打会儿游戏，或是带这个没有好好休息过的自己去睡会儿觉；如果我们在节食的过程中躁动不安，那不妨给自己买一块蛋糕或是巧克力，然后告诉自己我在吃甜食，我在满足你的欲求，你不要捣乱哦。

只要我们忠实地回应并成全内心发出的欲求，躁动就不会如此频繁地出现并影响我们的正常生活。值得一提的是，当我们在满足自己的欲求时，我们还能感受到一种油然而生的幸福感和舒适感，而这种幸福感和舒适感反过来又会让我们整个人充满正能量，面对生活，从容淡定，蓄势待发。

总而言之，躁动不是我们的敌人，它是真实的自我派出的和我们对话的使者，如果我们不能正确地认识并接纳它，那我们只会让自己变成自己的另一个陌生人，真到了这个地步，躁动是不会给我们好果子吃的。我们只有好好善待它，它才会像吃到糖心满意足的孩子一样，不哭不闹，不给我们添麻烦。再者，话又说回来，满足一个孩子的需求又有多难呢？

找回自我，不再羡慕

羡慕的种子种在我们每一个人的心里，当我们看到别人拥有自己所没有的东西时，这颗种子就会顶破我们的心土，发出娇嫩的芽儿来。如果我们一直处于“缺失”的状态，羡慕的芽儿就会长成一棵参天大树，从而遮蔽我们的眼睛，使我们看不到真实的自己。

在中国，很多人都非常崇拜成功人士，而所谓的成功，又被死死地框在“有钱”二字上。你若是腰缠万贯，你若是事业有成，你就是人中俊杰，你就是成功人士。所以，在这种世俗的定义之下，我们本能地会对那些比我们有权、有钱的人生出羡慕之心。换句话说，我们之所以感到不幸福，并不是因为我们自身真的不幸福，完全是因为别人比我们拥有更多的身外之物。

对于任何人而言，身体的健康，父母的健在，钞票的够用，应该足以催生出我们内心的幸福感，可为何还是有很多人在羡慕别人呢？你说他没有落脚之地吧，他偏偏还住在温馨舒适的一室两厅里；你说他吃了上顿愁下顿吧，他明明还能隔三差五地下馆子打打牙祭；你说他娶不着媳妇吧，他转背就是老婆孩子热炕头。你能说这种生活"不幸福"吗？不能吧，那为何他还要羡慕别人呢？

只有一种解释，那就是他被世俗对幸福的定义蒙蔽了双眼，弄不清楚自己想要的到底是什么。他羡慕别人住在大别墅，那是因为他误以为自己也想住在大别墅；他羡慕别人天天吃大餐，那是因为他误以为自己也想天天吃大餐；他羡慕别人娶了如花似玉的老婆，那是因为他误以为自己也想娶如花似玉的老婆。

说到底，那个羡慕别人的他，压根就不是真正的他，他自始至终都没有找到真实的自己。也许真实的他对物质并没有太多的需求，相比起金光闪亮的生活，他更偏爱寻常百姓饮水食蔬的烟火气息。

不是没有这样的可能。孩提时代，我们喜欢布娃娃，爸爸妈妈就给我们买了一个布娃娃，可当我们看到邻居家的小朋友在玩小汽车时，我们可能会开始嫌弃自己手上的布娃娃，转而羡慕别的小朋友有小汽车玩。这是一种微妙的心理，如果我们不能敏锐地察觉到，我们几乎会跟真实的自己失之交臂。我们明明喜欢的是布娃娃，却在看到别人拥有自己所没有的小汽车时，渐渐忘掉自己喜欢布娃娃这个事实，而盲目地活在"我没有小汽车"这个缺憾里。而事实上，"没有小汽车"连缺憾都算不上，因为我们压根就不需要小汽车，也不喜欢小汽车。试问，没有对小汽车的喜欢和需要，我们又何来"缺憾"一说呢？

承认这种羡慕是虚假的吧！这不过是一个丢失真实自我的人，亲手为自己打造的一出戏罢了。在戏中，我们不仅扮演了一个虚假的自己，我们还像陈凯歌导演的电影《霸王别姬》中的程蝶衣一般入戏太深，真的以为自己就是那个戏中人。

波兰诗人米沃什曾在《礼物》中写道："如此幸福的一天。雾一早就散了，我在花园里干活。蜂鸟停在忍冬花上。这世上没有一样东西我想拥有。我知道没有一个人值得我羡慕。"当他找到真实的自己，带着晨露在花园里干活时，他就已经过着他想要的生活，此时的他需要羡慕谁呢？谁又值得他羡慕呢？

我们之所以会羡慕别人，无外乎别人拥有我们想要却未拥有的东西，但倘若这样东西并不像我们所认为的那样是我们的心头所爱，那这种羡慕是否还有存在的必要？当然没有必要。一个人知道自己走错了路，当务之急应是掉头，而非一条错道走到黑。走对路带来的快乐是无法用言语来形容的，当我们找到真实的自己，并行走在自己想要的道路上时，我们会发现，发自内心的喜悦是如此动人。

羡慕是毫无必要的，因为别人脚上穿的鞋子，并不一定适合我们的双脚，我们要做的第一件事儿，就是找到适合我们双脚的鞋子。

我们都要明白，没有一种需求天生就镀着一层金，别人的需求不比我们的高贵，在这个世界上，有的人喜欢众人拥簇的生活，而有的人独独偏好一人静谧的美好，不管哪一种生活，只要我们都活在一个真实的自我里就已足够。

生活最怕迷雾重重，生活最怕错掷他人的羡慕，当我们找到了自己，我们就会把那错掷他人的羡慕通通收回到自己的手心，我们的生活也必然开出最绚烂最芬芳的花朵；而我们自己，也会从先前那个陌生的自己中彻底逃脱出来，刑满释放，呼吸到新鲜的空气，获得真正的幸福、快乐和自由。

认识自己，我们才能避免成为自己的另一个陌生人，这几乎是不变的真理。

自知之后，你才能变得坚强

遭遇人生的狂风暴雨，战胜它的法宝就是自强，自强是什么？自强是努力向上，是奋发进取，是对美好未来的无限憧憬和不懈追求，是狂风暴雨袭来时的傲然挺拔。想要自强，必先自知。能够自知的人，也必定更加自立自强。

自强者的精神之所以可贵，在于其不怨天尤人，在于其永不言败的坚韧不屈，在于自己的拼搏、奋斗。

张敏有点先天不足，在身强力壮者聚集的部队，他的确是相形见绌。他个儿小，身体又弱，照他自己的说法："在部队里当战士时样样不行。"就说甩手榴弹吧，按规定，甩30米就及格，但他费了九牛二虎之力也只能甩 27 米。他深知自己的弱点，很难当一个好战士。但又怎么办呢！战友们说："有力吃力，无力吃智。你就靠小脑袋去闯世界吧。"他想想自己，的确还有强项：脑瓜还灵活，平时很会讲故事，是可以搞点脑力劳动，可脑力劳动多种多样，又能干什么呢？

他终于做出了决定。这个决定还挺实际，与改善生活有点关系。那是有一次，他目睹诗人王吾增用一首诗换来稿费 38.5 元。那时候，一碗优质清汤牛肉面只要 1 角 8 分钱，一首诗竟值 200 碗牛肉面啊，半个村子的人都够吃了。又有一次，他在图书馆看到了一本《电影文学》，他才知道，拍电影原来是要有剧本的，而剧本当然是由人写出来的。他于是做出决定：搞写作！同时他立下了一个很具体的目标：一定要写一部电影！

他反复看那本《电影文学》，突然有了灵感，决定写一个《岳飞》的电影剧本。刚一动笔就突发奇想：要让制片厂做好拍摄的准备啊。于是，像报喜似的，立即给八一电影制片厂去了一封信："有一个青年战士在写《岳飞》的电影剧本，请做好拍摄准备。"

20 天后，八一电影制片厂文学部来信了，信里说："《岳飞》已有人写过，作者叫陈荒煤，是位著名的艺术家。"同时又委婉地说，看到他的来信很高兴，并嘱咐他从生活出发，写写自己身边的事。

这封信既让他为自己的不知天高地厚而羞愧，又为编辑部能这样耐心地鼓励一个不知名的青年而感动。他把这封盖有公章的信像圣旨一样看了一遍又一遍，看得能倒背如流。

他明白了，必须多看别人写的东西，否则怎么能写出给别人看的东西？但是，他当兵的地方是一个黄沙包围着的农场，那里没有书，只有两份报纸，但都锁在指导员的抽屉里，不开会学习是看不到的。后来，几经周折，他把自己最珍贵的东西卖掉，换回了500元钱。500元，在那时候可不是一个小数目。这500元给他换回了8大捆书。5年后，他把那些书全看完了。其间，他写了9个电影剧本，但1个也没有被采用。不过，功夫不负有心人，为本师团写的一些剧本，采用了，还获过奖。

张敏退伍后，分配在一家化工厂，当了一名工人，工作之余，他从没有放弃过写作。多少年过去了，他仍没有写出一个被采用的电影剧本，也没有发表过一篇小说。沉痛，是可想而知的。最让人痛苦的是来自一些人的嘲笑。别人给他起了个外号，叫"作者"，常常有人这样讥讽他："作者，最近有什么大作？"这是往他的伤疤里戳啊。但他都默默地忍着，与自己的痛苦做斗争，与自己的无能做斗争。

一天上午，厂政治部的陈干事叫他去政治部一趟。他突然紧张起来：莫不是偷水泥的事被发现了？那是头天上午，他用饭盒舀了些水泥，偷回家做了个棋盘。他忐忑不安地来到政治部。"老实说，你最近都干了些什么隐瞒组织的事？"陈干事问。"什么也没干。"他下定决心不说。陈干事故意大声问："你没有给报刊投过稿子？"他突然为之一振，被吓软的两腿变得有力起来。他想起那天晚上，在床上翻来覆去睡不着，于是干脆起来写，散文《献给母亲》就是那晚写成的，第二天，又写了一篇《蚕女》，都寄给了《解放军文艺》。莫不是？就是！他的两篇文章都被采用了。他激动不已地想：15年啊！我在文学创作这条泥泞的小道上爬了 15 年，这天总算有一只手摸到文学殿堂的门了！

1980 年 5 月，他终于调到了《革命英烈》编辑部。他拼命地工作，几年后，中篇小说《黑色无字碑》终于列入西影厂的改编计划。梦想终于成真了。1985 年，他调入西影厂。

一天，导演黄建新找到他，说了一个让机器人开会的构想，问他能不能写一个电影剧本，但有个条件，要快。他想："这是厂长和导演送给我一个做梦的枕头，不能拒绝！"他咬咬牙，当机立断，说："后天上午给你初稿。"

他想：在生命的旅途上，有慢跑也有快跑，但在要紧的时候，一定要跑百米——用最快的速度去拼搏！第二天，他一口气写了 1.8 万字，晚上 9 点，出现在眼前的全是蓝条格子，胳膊也抽筋。第二天一早，他把这 1.8 万字交给黄建新说："中午，中午才到期，剩下的中午给你！"中午 11 时半，他完成了 2.5 万字的剧本，黄建新看着他，说："你快回家睡觉去，脸都成绿的了。"这个剧本就是《错位》，就是备受观众称赞的、获得罗马尼亚电影节奖项的《错位》。

人经常埋怨环境、埋怨别人不适合自己，或者自己不适合别人。于是就不断去做出改变，希望可以找到一个安身立命的地方，找到一个情投意合的人。不断做出改变的背后，其实只是将责任推卸给环境和别人的借口，但不知道问题根本不在于外界和别人身上。正所谓"人贵自知"，如果一个人不懂得自我反省，无论他到世界任何一个地方，他都会犯上同一个错误，最终只会落得心力交瘁、精疲力竭，不知道自己应该要归何处。

第三章
放下负担：没了撕扯，也就没了疼痛

提一件很重的行李，就算你力气再大，手也难免会被勒疼。在心理重建之前，如果你背负了太多的重担，生命就会被撕扯，自然也会带来剧烈的疼痛。只要这种负担一直都在，那疼痛就不会停止。所以，治愈自己，需要我们放下负担，把那些压力、嫉妒、纠结，统统都放下，轻装上阵。没了这些重担的撕扯，疼痛自然也会消失。

放下负担也是放过自己

有人说，阻碍凡人成为英雄的，有时候不是摆在面前难以逾越的大山，而是存在于鞋子里一粒小小的沙子。沙粒和大山比起来显得渺小无比，但是同样能滞留人的脚步，能滞留行人脚步不仅仅有沙子，有时候更多的是那些要跨越大山的人，肩上的包袱太重，过多地消耗了本用来爬山的精力。和梦想跨越高山、达到福祉之地的人们一样，成功是属于那些放下包袱，将力气放在攀登上的人。

20 世纪 70 年代，法兰克由于家境贫寒上不起学，他只好去芝加哥寻找出路。在繁华的芝加哥城转了好几天，法兰克也没有找到一处容身之所。当他看到大街上不少人以擦皮鞋为生时，他决定用身上仅有的一点钱买了鞋刷。半年后，法兰克觉得擦皮鞋很辛苦，而得到的报酬非常少。

他用擦皮鞋挣来的一点积蓄租了一间小店，边卖雪糕边给别人擦鞋。雪糕生意远远比擦鞋好多了，接着他又在附近开了一家小店，同样卖雪糕。谁知道雪糕的生意越做越好，后来他干脆不擦鞋了，专门卖雪糕，并把在乡下的父母接到城里给他看雪糕摊，还请了几个帮工。

摊子越来越多，生意都很好。现在，法兰克决定开设自己的雪糕工厂，还给雪糕起了一个名字"天使冰王"。法兰克的雪糕已经稳居美国市场的领导地位，拥有全美 70% 的市场，在全球 60 多个国家——有超过 4000 多家专卖店。

福斯特也是一个美国的年轻人，跟法兰克几乎同时到达芝加哥。福斯特的父亲是一个富有的农场主，农场主送自己的儿子去上了大学，还读了研究生，他希望自己的儿子能成为一位大商人。在法兰克拿着刷子在大街上给别人擦鞋的时候，福斯特正住在芝加哥最豪华的酒店里进行自己的市场分析。耗资数十万，经过一年多时间的周密调查和精确分析，福斯特得出结论：卖雪糕。而法兰克此时已经拥有了数家雪糕专卖店。

当福斯特将结论告诉自己的父亲，老农场主差点晕倒，他怎么也想不到，研究生的儿子居然浅薄到卖雪糕的程度。在父亲一顿训斥之后，福斯特再次对市场进行精确的调研，结论还是觉得卖雪糕是个好主意。可是他无法说服父亲为他投资，因为父亲认为卖雪糕是个不体面的事情。在父亲的一顿顿训斥后，福斯特没能争取到这次机会。一年后，福斯特发现法兰克的雪糕店已经遍布美国。

很多人都被困在思想的迷局中：那种不满现状以及现实和愿望之间难以超越的问题都来自自己的主观意念。要达到生活和意志的同步，是一个简单的问题，只能停止思考，沉入感觉，在不可知的未来与表象中生存。

我们的思想总是沿着习惯性的法则去解决问题，这种过于主观的判断需要等待一种力量的爆发。我们不断地为自己的判断寻找证据来证明自己的思想是正确的，这种过于主观的行为，很可能让一切止于空想，止于可能性。

自己的思想是非常局限的，而且很容易受别人的影响。所以不要背上思想的包袱，勇敢地去行动，去经历。要明白自己不可能不经历失败和徘徊，人生旅途上有风雨也有彩虹，这也是不可避免的经历和人生体验。它们会把我们人性的弱点暴露，可正是这样才能让我们拥有真正的人间智慧，这一切都是我们走向成功的法宝。

化解压力，才能轻装上阵

在工作中难免会遇到这样或那样的事情，因此会产生无形的心理压力。实际上，压力是一种认知，是在个人认为某种情况超出个人能力所应付的范围时产生的。我们常常认为压力是外来的，一旦碰到了不如意的事情，就认为那是压力。这就要求我们对压力有个正确的认识，一个人能否顺利应付压力，取决于他对压力的认识和态度。

下面就让我们来看一则关于沙丁鱼的故事吧：

西班牙人爱吃沙丁鱼，但在古时候，由于渔船窄小，加之沙丁鱼非常娇贵，它们极不适应离开大海之后的环境。所以每次打鱼归来，那些娇嫩的沙丁鱼基本都是死的，这不但影响了沙丁鱼的味道，而且价格也差了好多。为延长沙丁鱼的存活期，渔民想了很多办法。后来渔民想出一个法子，将几条沙丁鱼的天敌鲶鱼放在运输容器里。沙丁鱼为了躲避天敌的吞食，自然加速游动，从而保持了旺盛的生命力。最终，运到渔港的就是一条条活蹦乱跳的沙丁鱼。

从沙丁鱼的例子中，我们可以看出适当的竞争犹如催化剂，可以最大限度地激发人们体内的潜力。当人们感受到压力存在时，为了能更好地生存发展下去，必然会比其他人更用功。

麻省理工学院曾经做了这样一个很有意思的试验：试验人员用一个铁圈把一个成长中的小南瓜圈住，以便观察南瓜在生长过程中承受的压力能有多大。第一个月测试的结果是南瓜承受了 500 千克的压力。

第二个月，测试的结果是南瓜承受了 1500 千克的压力，这个结果完全超出了原先的估计。等到第三个月时，测试的结果简直让大家目瞪口呆，这个小小的南瓜竟然承受了 3000 千克的压力。当充满好奇心的试验人员打开这个不同凡响的南瓜的时候，发现这个南瓜被铁圈箍住的部分充满了坚韧牢固的纤维层，而且南瓜的根系也伸展到了整个试验土壤。

一个小小的南瓜为了冲开铁圈的束缚，尚能够承受如此巨大的压力，并且积极地把压力转化成生存的力量。其实，大多数的人都能够承受超出他们想象的工作压力，因为他们本身就拥有比自己想象中大得多的潜能。

处在各种压力之下，你也要善于调整自己的心态。压力是阻力，但压力也是提高你自身能力的催化剂，如果你在面对压力时一味地害怕、困惑，那就很容易被压力打垮。但如果你采取了积极的态度去面对，最后就会发现，其实压力也没什么大不了的。

据调查，目前有 80% 以上的上班族认为自己缺乏职业安全感，担心失业、觉得工作不稳定、缺少归属感、对工作前景感到忧虑、在工作中经常被挫伤自尊心等。这些无形的工作压力会在人的生理和心理方面引起各种不良反应，容易使人产生头痛、失眠、消化不良、精神紧张、焦虑、愤怒以及注意力不集中等症状，严重的还会表现出抑郁症的征兆，如孤僻、绝望，甚至自杀等。

工作中有压力是正常的，在我们的工作当中，每个人都会或多或少地遇到各种压力。既然压力是不可避免、又不可消灭的，那么我们就要学会自我减压，使压力保持在我们能够承受的限度之内，不要发生"水压过大，胀爆水管"的可怕事故。要化解压力，就要不断为自己设定目标，自我加压。

压力，是磨炼成功者的试金石。诸如，在职场上的竞争、忙碌会给人以无形的压力，有些人被压垮了，有些人却可以把压力变成燃料，从而让生命更猛烈地燃烧。优秀的人不但能够承担来自各个方面的压力，还能够在环境相对轻松的时候给自己"加压"。聪明的人总是在自己的背后放一根无形的鞭子，让自己在工作过程中的每一秒都处在适当的压力下，这样才有一种紧迫感，才能在工作中保持始终如一的韧劲。

豁达是抵御忧伤的良药

忧伤是以恐惧为基础的一种心理状态，是由于长期而缓慢地发生着，逐渐地吞噬掉一个人的推理能力，毁掉自信与创见为主的心理症结。由于害怕失去的恐惧，而致使自己失去得更多。长期压抑而成的消极心理，会导致成为自身思想的毁灭者。

人的一生，道路是曲折向前的。在任何时期，成长的某个环节上都会出现意料之外的事情。面对别人的误解、歪曲，甚至是非的扭曲，在我们的精神上，情感上都会造成不可忽视的压力。既然事情是不可避免要发生的，那我们对其的反应就是问题的关键。要想使自己的人生获得成功，减少心灵的压力，就必须培养内心的安宁，尤其是需要豁达乐观的心态。

佛说："人痛苦的根源，在于他的欲望，欲望越多的人，其痛苦也越深。"

换而言之，人的忧伤的根源在于他的心态，豁达胸襟的人，忧伤的压力会弃而逃之。

无论哪种原因，我们的内心受到的伤害是没有异样的。如果被一种谨小慎微的处事方式笼罩在自己的心头，甚至不知所措，愈会感到上司对自己的压力加重。郁结于心，忧伤也就一点点地占据了自己的整个思维领域。每天睁眼的那一刻，便是阴云一片。怕面对的恐惧，怕遭到批评的恐惧，长此以往，自己的思想和行为完全被摧毁了。

这样每天头脑中最关键的问题就是，我今天会受到批评和冷漠吗？试想在这种心态下，如何能够把自己的才华展示出来？也许上司不是对自己态度漠视，在这种极端的心态下，也会一股脑地承包下来，陷入思索"我犯了怎样的错"的忧伤中去。

我们不妨转换一个角度思考问题，这样，在你的头脑中问题就会发生大不相同的结果。

比如受到上司的批评，大多是心情不悦。但如果从一个恐惧的"我怎么做错了？我应该怎样做"的忧虑纠缠中走出来，换成另一种想法：原来领导对我的工作这么关注，我一定要做得更出色，让他心悦诚服。于是有了这种不自觉的意识，便会主动接近上司，通过与他的交流获得自己想要的信息，更可以通过与其的交流，获得相互的理解，促进工作中的融洽。同一事因，两种不同的态度，其结果悬殊之大可见一斑。

拥有一个豁达的胸襟，包罗万象的气魄，没有任何事物能够阻挡你前进的步伐。面对事物要用积极的心态去面对，因为我们并不能从失望导致的忧伤压力中获得益处，要有勇气面对受挫，不要让自己总徘徊在委屈忧伤的阴影之中，顾影自怜。

人事部经理在离职之前，曾向公司推荐卡沙代替自己的职位，但最终坐在这个位置上的人是乔治。有人为卡沙感到不平，毕竟卡沙无论从资历还是从学历或水平上来说，都比乔治占优势。而且，在这之前，公司里几乎人尽皆知卡沙要升任人事部经理。事情的突然变故，令卡沙脸面何存啊。但卡沙笑着说："其实乔治有许多优点，活泼好学，聪明伶俐。"在工作上，卡沙非常配合乔治的安排。

乔治从第三者口中听说了这件事后，非常感动。约三个月后，乔治因为移民去英国，在辞职之前，他郑重地向上司推荐了卡沙。乔治对上司说："卡沙是个坚强、豁达的女士，她的乐观和积极是一笔难得的财富。而且，她还具备了善良、顾全大局的美好品德。她是个最合适的人选。"

下定一个决心，生命里所有的东西都不值得去忧伤，只值得思考。靠自己成功，会用豁达化解忧伤，你思想的升华与快乐就会随之而来，它会把无端的压力逼退很远。

有时，妥协并非投降

《圣经·马太福音》中说："你希望别人怎样对待你，你就应该怎样对待别人。"这句话被多数西方人视为工作中待人接物的"黄金准则"。所以说，要想得到同事的信赖和好感，就必须向同事投以友善和热情。

你每天白天一大半的时间都是跟同事在一起，你能否从工作中获得快乐和满足，与你朝朝暮暮相处的同事有很大关系。当你在公司时，没有人理你，没有人愿意主动跟你讲话，也没有人向你倾吐谈心时，你是否感觉到工作的无聊或因人际关系所带来的压力。

一个人要想在工作中面面俱到，谁也不得罪，谁都说好，那是任何人都做不到的。所以，在工作中与其他同事产生种种冲突和意见是很常见的事。同事之间经常在一块儿相处，难免会有一些鸡毛蒜皮的锅碗瓢盆交响乐发生，各人的性格优点和缺点也暴露得比较明显突出，特别是每个人行为上的缺点和性格上的弱点暴露得多了，就会引发各种各样的瓜葛、冲突。这种瓜葛和冲突有些表现在明处，有些表现在暗处，有些是公开的，有些是隐蔽的，种种不愉快交织一起，各种压力一触即"喷"。

人与人之间，除非有不共戴天之仇不可化解，但在工作中的仇恨一般不至于达到那种地步。毕竟是同事，都在为着同一家单位而工作，只要矛盾与冲突没有发展到你死我活的地步，总是可以化解的。请你记住这点，敌意是一点一点增加的，也可以一点一点消灭。中国有句老话，叫作冤家宜解不宜结，同在一家公司谋生，整日低头不见抬头见，还是少结怨比较有利。这时，就需要你做些适当的妥协与退让，尽量避免矛盾与冲突的发生。说不定你的妥协与退让能让对方改变态度，并让他大为感动。

某公司财务科杰拉尔德一时粗心，错误地给请过几天病假的斯奈伦伯格发了整月的工资，在他发现之后，匆匆找到斯奈伦伯格，向他说明让他悄悄退回多发的薪金。但是遭到了断然拒绝，斯奈伦伯格则只允许分期扣回他多领的薪水。

双方争执不下，气愤之余的杰拉尔德平静地对斯奈伦伯格说："好吧，既然这样，我只能告诉老板了，我知道这样做一定会使老板大为不满，但这一切都是我的错，我只有在老板面前坦白承认。"就在斯奈伦伯格还没反应过来的时候，杰拉尔德已大步走进了老板的办公室，把前因后果都告诉了他，并请他原谅和处罚。但是他没有说出斯奈伦伯格的名字。

老板听后非常生气地说这应该是人事部门的原因，但杰拉尔德重复地说这是自己的错误，与别人没有任何关系，老板于是又大声指责会计部门，杰拉尔德又解释说不怪别人，实在是自己的错；接着老板又责怪起与杰拉尔德同办公室的两个同事起来，但杰拉尔德还是固执地一再说是自己的错，并请求处罚。

最后老板看着他说："好吧，这是你的错，那位错领全薪的员工也太差劲了。对了，他叫什么名字，让我找他谈一谈。"

杰拉尔德说道："这并不怪他，主要怪我，理应我承担全部的责任。"说完，他掏出自己的薪水从中抽出一部分补上了多发给斯奈伦伯格的那一部分。

斯奈伦伯格得知事实的真相以后，内心感到有些愧疚，没多久，就将多发给自己的那一部分给了杰拉尔德，并与杰拉尔德成了很要好的朋友。

试想一下，虽然错误主要出在杰拉尔德身上，但是斯奈伦伯格也有一定的责任。如果不是杰拉尔德做了适当的退让，承担了全部的责任，将斯奈伦伯格交与老板处理，他们之间的关系肯定会恶化到仇人的地步。

俗话说得好，忍一时风平浪静，退一步海阔天空。适当的妥协、容忍与退让有利于你协调人际关系，缓解压力，发展事业。所以说，在靠自己成功的过程中，还是学会适当地妥协吧！

人生需要靠自己来拯救

生活在大千世界里的人，谁也避免不了会遇到这样或那样的事情，遇到的事情有时对这个人是无所谓的，但对于另一个人就很可能是无比重大的。说实话，当你遇到不如意的事情时，有些人也许不会去真正地帮助你，真正能为你分忧解难的人也许不多。平时经常在一起的朋友此时却一个也不见了。你也不必对这种现象过于感慨，或许你的老师、朋友或长辈来理解你、鼓励你、帮助你，但他们也没办法天天拍你肩膀，天天劝解你，减轻你的压力。

父母兄弟呢？他们是最有可能不断鼓励你、劝解你的人。但有时父母看到有了错误，陷入困境的子女，不但没有鼓舞，反而责骂，如果你的困境或者错误间接拖累他们，那你恐怕还得不到他们的原谅。

当然，这些都是造成人想不开的原因。总之，我们要做的最重要的一点就是自己拯救自己，自己鼓励自己，自己相信自己，自己为自己缓解压力！

首先，不要奢求别人过多的帮助。我们不否定别人鼓励的作用，事实上，得到他人的鼓励会让你没有孤单的感觉，你身心的压力就会减轻，就会生出一股奋起的力量，但是有几点要注意的是：

千万别乞求、冀望别人来鼓励你，这样会让你像个可怜虫！而这种鼓励也带有怜悯的意味，反而会增加你的心理压力。

千万别依赖别人的鼓励来产生勇气和力量，因为你未来的路还会有许多坎坷，不可能每一次你遇到困难想不开的时候，都会有人来鼓励你，劝解你，帮助你。

不要产生依赖感。一遇到困难就想到去找某个人，因为这种依赖迟早会变成对方对你的一种蔑视。

所以，遇到困难想不开，自感心理压力极大时，首选的方法必须是要自己鼓励自己，让勇气和力量在自己心中产生，好比自己钻了一眼泉孔，泉水源源涌出，任何时候，任何状况，你都可以自己取用！

遇事想得开，能自己拯救自己、自己鼓励自己，利用自己的力量走出困境的人就算不是一个成功者，但绝对不会是一个失败者！因为他的成功在走出困境、消除了压力以后！不过，人在低潮时，情绪低落，压力极大，如果打击太重，有的人甚至失去活下去的勇气，怎么可能鼓励自己呢？因此，遇到这样的困难和压力时，你要有活下去的决心，这是自己鼓励自己的先决条件。同时你要告诉你自己："我一定要走过这个低潮，战胜这个压力！我要做给别人看，向所有的人证明我的坚韧与毅力！"换句话说，你要为自己争一口气，不要被别人看轻！

那到底应该如何自己拯救自己呢？有的人在墙上贴满励志标语，每天在固定的时间默念；有的人找个僻静的地方，痛快地流泪；也有人拼命看成功人物的传记，还有人借运动来强化意志，缓解内心的压力……

其实根据不同情况，不同的具体方法很多，每个人都可以找到自己拯救自己、自己鼓励自己的方法。你不靠自己又要靠谁呢？

不和他人比第一

"不要去夺第一"，这不是叫我们失去进取之心吗？在竞争如此激烈的现代社会，应该人人去争"第一"才是呀！不错！是得人人去争！但问题是"第一"只有一个，而且争"第一"时还得看争的代价，争得不好，就会给自己背上包袱，最后什么都保不住，也别说做第二了！

有一位商界的老板，他从事电脑行业。这位老板给自己的企业定位就另有一论——采取"第二战略"。因为他认为，当"第一"不容易，不论是产品的研究开发、行销，还是人员、设备等，都要比别人强，为了怕被别的公司赶超，又得不断地扩充、投资。换句话说，做了"第一"以后要花很多内力来维持"第一"的地位。这在无形中会给整个企业带来巨大的压力，因为提到某一行业，人人都会拿"第一"去做对手，并拼命赶超。这样未免"第一"的压力太大了，而且一不小心，不但第一当不成，甚至连想当第二都不可能了。

我们为人处世又何尝不是如此？比如说这次考试你没有拿到第一；这个月的奖金你拿的不是最多；年终评比你没能占上名次，等等。虽然你努力了，平时都做到了，但结果事与愿违，就很容易对你想不开，也很容易对你造成压力。

如果此时想一想这位老板的想法并不科学合理，并不一定当"第一"就一定会很辛苦，当第二或第三就轻轻松松了。这只是他个人的一种观念而已。但结合现实细想一下，其中也不乏事实，我们不妨借鉴。

当"第一"者确实要费很多的力气来保住自己的地位！大至一个企业，小至一个人，都可能有这个问题。一个企业要想位居第一，其所冒的风险也应该是最大的，承担的压力也是最大的，产品研制开发、资金的投入、设备的引进、人员的录用、产品的销售与服务等等，都比别人要多，要大，要好。好不容易排到了"第一"，又一下子成为众人的"眼中钉"，都想超过你，甚至弄垮你！

比如，一位主管可以说是该部门的"第一"，为了保住这第一，就给整个群体带来巨大的压力，他不但要好好带领手下，也要和自己的上司处好关系，以免位子不保；如果有功时，主管当然功劳第一，但有过时，主管当然也是首当其冲。如果是一位副主管恐怕就好一点，表面上看来他不如主管风光，但因为上有主管遮风避雨，可省下很多辛苦，减轻很多压力，所以很多人宁可当副手而不愿当"一把手"。

当然，我们这里绝不是说因为有了压力就别当第一！如果你有当第一的本事，也有能力承受第一的压力，那么就去当吧！如果你自认知识有限，能力不佳那么就算有机会，也不要去当第一，因为当得好则好，当不好一下子就变成了老三老四，这样不但对自己是个打击，也无形中增加了自己的压力。

因此，现实生活中并非人人非得争个第一，位居第一的后面的确也有好处，例如：

可以静观"第一"者如何构筑、巩固、维持其地位，他的成功与失败，都可作为你的经验和警戒；可趁此机会培养自己的实力，以迎接当"第一"的机会。如果你想当"第一"的话，一旦你觉得自己具备了这方面的实力，就可以趁机攀升。

由于你志不在"第一"，所以做事就不会过于急切，造成得失心太重，也不会勉强自己去做力所不及的事情，这样反而能保全自己，降低失败的概率。因此，不管你替别人做事，还是经营自己的企业，从第二、第三做起都没关系，并不一定非得想着去做第一！如能稳稳当当地做个第二，一旦主客观条件形成，自然也就成了第一了！

让你自己看得开的方法有很多，但根据各人的情况各有不同，下面从宏观上讲几种方法，供你参考：

找你的知心朋友去倾诉，将你的真实想法和你的打算告诉他。不论他是不是给你出什么主意，你倾诉以后就会感到心情好了许多，压力就会得到缓解。

出去旅游也不失为一种好办法，出去后接触的全是新的东西，你的思路就会有新的发现，想法就会改变了。

真在想不开的时候，去做你平时最想做但没有做的事情，这时候虽然兴趣可能减少，但在心理上是一个安慰。也许会让你走出"想不开"的念头是一种意念，把自己固定在一个范围之内，用一种强化的方法将自己固锁起来，反思自己，回顾自己，从中找到缓解压力的方法。

放掉那些让我们难受的麻烦

我们常常可以听到这样的一句话："我惹不起你，还躲不起你吗？"这就是说躲的人是遇到难缠、难以应对、难以与他说清道理的人。虽然说这不是为人处世的上策，但在很多时候也无疑是一种很好甩开包袱的办法，也是一个自己为自己甩开包袱的好方法。在工作中，有时它还会起到令人意想不到的效果，甚至可以因此改变你的命运，让你在一个"躲"出来的环境中，不但可以甩开包袱，还可以重新定位自我，实现自己的价值。

卡乐是一位数据监督员，此人似乎具有难以相处者的所有特征。他性情乖戾，对一切都极其冷漠，和同事的关系也不是很和睦。

在麦哈斯被提升为主管的前几天，他突然把自己的桌子推到办公室的一个角落里，还把书老高地堆在桌子边上，使得别人无法看到他。卡尔反常的行为引起了办公室其他人的警觉，他们担心他会干出什么事来。

可是，当麦哈斯和办公室其他雇员谈起卡尔时，他们都说卡尔过去是个行为理智，容易相处的人。后来发现，卡尔异乎寻常的举动是由于半年前他的提升遭到拒绝开端的。卡尔失去了晋升的机会后，曾向他所在部门的副总经理提出了意见，这位副总经断定卡尔受到了不公正的对待，并责令卡尔所在部门的上司制订出一个培训计划；这样就可以向卡尔明确，要想得到提升，自己应该做些什么。

部门的上司对于执行这个计划抱有抵触情绪，这一点并不奇怪。他们对于卡尔越级告状耿耿于怀。卡尔和副总经理的会见公布于众之后，卡尔觉得办公室的其他人都等着他栽跟头，好证明不提升他是有道理的。他对这种冷漠、孤立无援的气氛感到焦虑和气愤，思想上有了很大的压力，工作开始出差错，他的报告误了期，净犯些愚蠢的错误，并且把他和其他人的接触减少到最低限度，把他桌子搬到角落里不过是他与别人愈发疏远，对别人愈发不信任的一种不合乎逻辑的表现。

弄明白这一连串事件之后，麦哈斯知道了卡尔将来还有可能是自己的竞争对手，就在工作上处处不给他好脸色，对他所完成的任务也是百般刁难，在日常工作中也对同事讲，他对卡尔很是不信任。

这时候卡尔才明白自己真正地遇到了一个更难缠的上司，于是他向原来的副经理吐露了自己的心声，要求调到另一个部门去。他的理由是：自己的行为主要是由于周围环境造成的。让他心烦意乱的原因除了同事们的不相信以外，更主要的是来自麦哈斯的压力，如果给他提供一个新的环境，就足以使他与其他人有效而又顺利地共事，工作效率很快就能恢复正常。

由此可以看出，卡尔并不是真正的我们所说的难缠的人，同事对他的看法也不是问题的实质，而是新上任的上司对他施加的压力，让他不得不离开现有的岗位，去寻求自己的另一条出路。我们完全可以想象得出来，如果在另一个环境中，他能够很好地发挥自己的能力与优势，很快就能实现自己的理想。

但在想躲开你惹不起的人的时候，有一点要极为注意，就是要认真地思考一下，要"躲"的地方是不是真的很适合你，是不是真的比你原来的地方更能有发展，是不是能让你的能力得到充分的发挥，是不是让你的同事或亲人有口皆碑地赞同你"躲"得高明、"躲"得有理。如果这些都不能做到，你的"躲"只能说是一种软弱、一种妥协、一种逃避，一种自欺欺人的不是办法的办法，如果是这样的话，我想是不会被人所赞扬和推崇的。

所以说，在你真的想"躲"以前，要充分认识到很重要的一点，人与人之间的角色和认知是不同的，在一些问题上，尤其是在很重要的问题上难免有矛盾和冲突，即使是平时很和谐的关系，也有对一件事情的认识发生偏差的时候，所以在处理这种情况时首先要表现出你的宽容和大度，要用冷静的方式去对待出现的问题，相信事情总会有水落石出的那一天。

多用"路遥知马力，日久见人心"的胸怀来宽慰自己，于是你的心情就会渐渐地平息下来。如果你一下就怒不可遏，暴跳如雷，定会弄得结局难以收拾，到时候就不是你想躲与不想躲的问题了，而是你已经无法在这个环境中再工作或者维持下去，就不得自己给自己找个"躲"的借口了，这样的"躲"就一定不是经过你深思熟虑的，也就没有你下一步发展的余地了。

你其实可以不必那么完美

安妮·海瑟薇做错了什么？

这个出演了一系列知名电影，并拿到奥斯卡金像奖最佳女配角的80后姑娘，不仅有着酷似奥黛丽·赫本的精致容貌，还有着跟奥黛丽·赫本接近的演技风格，其一颦一笑和一举一动看起来都那么完美，为何却得不到美国人民的喜欢呢？

在一场名为"我们真的讨厌安妮·海瑟薇吗"的大讨论中，大伙儿一致认为安妮·海瑟薇并没有做错什么，他们之所以讨厌她，是因为她看起来太过于"完美"。可奥黛丽·赫本也很完美呀，为什么我们却毫不吝啬对她的溢美之词，总是称其为"坠落凡间的天使"呢？

安妮·海瑟薇不论相貌还是演技，都和赫本有的一拼，为何却享受不到赫本那样的待遇呢？原因或许出在后者是"伊人已逝"，谁又会傻到去跟一个已故之人计较呢？怀念都来不及。赫本固然完美，可她的"完美"早已不属于人间，而安妮·海瑟薇还好好地活着，她的"完美"自然像一根刺一样扎眼。

在普通人的眼里，完美就是"不真实"的代言词，当安妮·海瑟薇以一个拥有美丽红唇、无瑕肌肤、大大的眼睛以及苗条身材的完美形象出现在众人眼前时，这种不真实的感觉也开始在人们的心目中慢慢发酵，久而久之，酝酿催生出的必然是一种嫉妒、反感甚至是厌恶的情绪。

"木秀于林，风必摧之；行高于人，众必非之。"中国的这句古话，即使穿越千年，也闪耀着动人的智慧之光。就这样，安妮·海瑟薇的完美成了她唯一的过错，以至于每一个看到她的人，都恨不得操起一杆猎枪，将她这只屡现荧屏的"出头鸟"击落坠地，以解心头之恨。

然而，人生最让人啼笑皆非的是，尽管人人都讨厌"完美"的安妮·海瑟薇，我们却还是前仆后继地奔走在追求自身完美的崎岖之路上。一旦发觉自己有许多不完美的地方，我们就像一个嘴角长了一颗黑痣的人一样，总是忍不住拿手去摩挲，或是对着镜子左照又看，仿佛自己多摸几下，或是多看几下，这颗恼人的黑痣就会消失不见。

可白日梦是丰满的，现实却是骨感的，这颗黑痣依旧如皇后娘娘般稳坐东宫，反倒是我们自己被搅得心神不宁，饭也吃不好，觉也睡不香，连工作也做不好。

张宁是一个遇事特别容易紧张的女孩，一紧张她说话就有些结巴，脸还容易红，同事们都笑话她。张宁烦透了，可她又不敢为此和同事吵架，只好一个人生闷气，怪自己不够勇敢，谁叫自己容易紧张呢？

下班后回到家里，张宁总是把自己关在房间里，父母喊她出来吃饭她都不愿意。她从抽屉里拿出一个本子和一支笔，然后认认真真地写了一段话："张宁你是一个胆小鬼，我讨厌你，我恨透了你动不动就结巴，我恨透了你动不动就脸红！"写完之后，她生气地把笔一扔，然后把本子撕了个稀巴烂，最后竟然趴在书桌上嘤嘤地哭起来，父母听到她的哭声，吓得使劲地敲她的房门。

张宁边哭，边在心里暗暗发誓，我以后一定要彻底改掉这个缺点，别人休想再有机会嘲笑我。从那以后，向来不爱参加社交活动的她，开始频繁扎在人堆里，只要有聚会，不管多远，她都跑去参加。她强迫自己和别人说话，哪怕那个话题是多么无趣，每当别人说一句，她都会强颜欢笑并回应对方。

一个月下来，她越来越感到精力不济，连日来的社交活动几乎透支了她所有的精神气。最可恨的是，她说话结巴和容易脸红的毛病没有得到一丝的改善，反而大有愈演愈烈的趋势。这样的结果让她感到绝望，她深深地觉得，自己是彻底没救了，于是干脆三缄其口，以沉默的姿态以示她对自身不完美的厌恶和不接受。

张宁的沉默，让公司的领导和同事对她感到不满，更让她年过半百的父母伤心欲绝。这几乎是一种破罐破摔的决绝姿态啊，让他们颇为不解的是，说话结巴和容易脸红并不是什么大毛病呀，一件衣服破了，缝缝补补尚且还能凑合着穿，张宁为什么就那么无法接纳自己的不完美呢？

著名心灵导师吉杜·克里希那穆提曾说："只有当你缺乏理解的时候，才有掌控的必要。如果你已经把事情看得很清楚，自然就不需要掌控了。"

每个人都有缺点，有的人粗心大意，有的人好逸恶劳，有的人不爱干净，还有的人像张宁那样说话结巴，容易脸红，其实，这些都不是什么要命的事儿，只有当我们对这些缺点缺乏足够的认识和理解时，我们才会成天想着去控制它，不让它发作。

可是越控制，越失序，就像张宁，她觉得结巴和脸红让自己丢脸，于是老想着去控制自己结巴和脸红，最后却适得其反，逼得结巴和脸红揭竿起义，试图推翻她的独裁统治。她根本就没有意识到，结巴和脸红本来就是她自身的一部分，当她把它们当作异己的一部分时，它们也在她的不肯接纳中变本加厉。

完美虽美，可这美恰恰是一剂毒药，我们如果过分苛求自己，不愿接纳自己的缺点，那情绪失控必然是早晚的事儿。反之，如果我们时不时给自己的缺点一个灿烂的微笑，那我们最后一定能变成一缕沁人心脾的春风，既取悦了自己，又舒适了身边的人。如此两全其美的事儿，我们又何乐而不为呢？

永远不跟自己较劲

甩开包袱，必须学会自律、自爱，千万别跟自己过不去，一个人只有给自己一分充足的信心，才能使自己拥有一分饱满的热情，自己才能全身心地投入到各种社会活动中，才能更大程度地发挥出自己更多的才能。

《目标就是一切》的作者张其金曾在这本书中有一段精彩的描述："一个对自己负责的人，是他取得成功的动力源泉。一个人的意志能够发挥无限的巨大力量，它能够把梦想转变为现实。对于一个想有所成就，想取得成功的人来说，我们为了成功，必须全神贯注，放弃许多日常欲望，做出许多牺牲，体验许多挫折的滋味，经历过种种磨炼之后，才能使自己变得非常强劲、坚忍、健全、平衡。这种性格的形成，才能使我们充满力量，自己才能有坚强的信心，对未来充满美好的憧憬。"

张其金这样说了，也这样做了。在张其金看来，一个人要想走向成功，还要坚信成败并非命中注定而是全靠自己努力才能获得的，同时更需要有一份坚信自己能战胜一切困难的勇气。因此，我们必须相信："一个人，征服了自己，也就征服了世界"，"没有人能打败我们，除了自己"。

海明威的《老人与海》给了我们信心。这部小说描写古巴老渔民桑提亚哥在海上三天三夜捕鱼的经历。

在这之前，他接连八十四天出海一无所获，一直伴随他的小男孩曼诺林也被父亲叫走，剩下他孤零零一个人。但是，桑提亚哥并没有丧气，在第八十五天继续驾舟出海。翌日，他在远离海岸的深海里网到一条比自己的船还大的马林鱼，他使出全部力量，经过两天两夜的奋战，终于杀死了大鱼。

可在归途中，他连续遭到凶猛的鲨鱼的袭击，桑提亚哥虽已精疲力竭，仍旧不屈不挠地与鲨鱼展开了殊死搏斗。经过艰苦卓绝的恶战，他总算击退了鲨鱼群，可那条马林鱼也被啃成了空骨架。

这部小说生动地展现了主人公的命运。同时也让我们看到了一个积极的人是如何对待生活的，这是一种对精神的讴歌，是对艰难险阻的挑战，是不惧失败的赞歌。因为老人具有积极的心态，"他的希望和信心从来没有消失过，现在又像微风初起的时候那样清新了"，"痛苦对于男子汉来说不算一回事"。

老人就以这种心态让我们深深地感受到了两点：第一点就是我们绝不能让别人的劣势战胜自己的优势；第二点就是每当事情出了差错，或者某人真的使我们生气时，我们不仅不能大发雷霆，而且还要用宽阔的胸怀来对待。这正如海明威在小说里所反映的一样："一个人并不是生来就要被打败的，你尽可以把他消灭掉，可就是打不败他。"

凭着这股"打不败"的精神，老人继续跟鲨鱼斗了起来。直到杀死最后一条鲨鱼，老人也累得喘不过气来，嘴里涌起一股血腥味。老人疲劳过度，回到家倒下就睡着了。梦中，他又梦见了力量和勇敢的象征——狮子。至此，我们发现在这位老人身上始终洋溢着那么一种情绪，那是由畅快的痛苦，危难中的拼搏，老态龙钟的活力以及凯旋式的失败所组成的悲壮而热烈的交响曲。

所以说，成功寓于轻松的情绪中。如果一个人对人生或对一件事总有太多的情绪，有太大的包袱，那么他的意志必定消极，行动也不会得到力量，遇到困难或挫折就十分容易让步或退却。

第四章
大智若愚：钝感是抵御伤害的盔甲

　　《红楼梦》中，林黛玉是一个多愁善感的人物。也正因为如此，许多人认为敏感是女人的天性。但实际上，敏感存在于每一个人类个体心理之中。敏感可以让一个人因为一句无心的话而勃然大怒，也会让人疑神疑鬼，成天陷入莫须有的勾心斗角之中。也正因为如此，敏感的人会更容易受伤。所以，提升自愈力的一个重要手段就是打造你的钝感力，让钝感成为抵御伤害的盔甲。

我们没有自己想象的那么重要

"也许他不想破坏我们的友谊……"

"也许他害羞……也许他自卑……"

"也许他只是不知道怎么联络我……"

……

以上是美国电影《他其实没那么喜欢你》中的一段台词。电影的开头十分有趣，从非洲原始部落的土著妇女，到纽约高档餐厅里的白领女子，从体形臃肿的中年大妈，到身材苗条的妙龄少女，几乎所有的女人都在问同一个问题：

——为什么他没有给我打电话？

女人和男人约完会后，彼此都留下了对方的联系方式，女人一心盼着男人主动打电话给自己，可左等右等，电话都快被自己盯穿了，男人还是毫无动静。每当遇到这种情况，身边的死党好友都会为"失踪"的男人想尽各种理由，目的就是为了安慰那个失魂落魄的女人。

比如："只因为他太爱你了，你是这么漂亮又如此迷人。""我肯定他只是弄丢了你的号码。""他不敢约你出去，是因为他被你成功的事业吓到了。""他不约你，是被你丰富的情感经历吓到了！""相信我，这只是因为他刚结束一段刻骨铭心的感情。""相信我，这是因为他从未有过一段刻骨铭心的感情。""他可能忘了你住哪间茅舍，或是被狮子吃掉了。"

死党们为男人的不联络找的理由可以说是千奇百怪，在她们的安慰下，当事者渐渐地不再感到失落，她们似乎真的以为，男人之所以不来找自己，一定是有难言之隐，于是乎，就有了本文开头的那一段台词。

然而，事实真的如此吗？我们都知道，女友们说那些话，其实只是想赶快让自己的好姐妹笑起来，至于真实的答案究竟是什么，她们才顾不了呢！

香港著名演员梁朝伟曾说："男人如果爱你，那你一定会感觉到的。"换言之，如果一个男人不主动联系你，不给你打电话，那基本就意味着他其实没那么喜欢你。可悲的是，女人总是不愿意承认这个事实，她们永远都在自作多情。

说到底，这还是因为在两性关系中，女人太把自己当回事了。当一个人自视甚高时，往往就会觉得自己在别人的眼里独具魅力，别人巴不得每时每刻都和自己黏在一块。可俗话说得好，登高必跌重，我们越是将自己置于高位，一旦失足摔下来，那感受到的疼痛也越是剧烈。

此外，一个把自己看得太重要的人，其情绪也常会受影响。因为他们总将自己看成是一个在舞台上演出的耀眼明星，台下那么多观众，他们生怕自己干出什么出丑的事儿，所以可能会过分地焦虑，有时也会因为没有获得相应的认可而生气、失落。

这种人的性格往往比较敏感，平时走在路上，都会特别注重自己的穿着打扮和言行举止，仿佛所有的行人都在盯着他们看。有时候，别人只不过无意瞟了他们一眼，他们都会感到惊慌失措，情绪失控。恨不得立马站在穿衣镜前，仔细审视自己的妆容和行头，唯有确定一切都安然无恙后，他们那颗紧绷的心才能彻底放松下来。

其实，这种感觉与玩空间和朋友圈有些类似。很多人喜欢在QQ空间和朋友圈分享自己的日常生活动态，比如，昨天去哪儿玩了，今天吃什么了。除此之外，还有的人喜欢在上面秀恩爱，比如，男友给我买什么了……总而言之，不管做了什么，他们统统都要在第一时间发到空间和朋友圈去，这种迫切的举动，似乎是在昭告天下：有很多粉丝渴望知道我的一举一动呢！

如果有很多朋友点赞或是评论也就罢了，可偏偏有时候一点反应也没有，自己传上去的动态压根无人问津，这可把他们急坏了，整日心慌意乱，如坐针毡，心想，朋友们是不是不喜欢我了？假若连平时最要好的朋友，都没来为自己点赞或评论，他们的内心估计又要上演一场极度激烈的自我对话了。

心理学研究发现，人们在照镜子时大脑会自动进行脑补，所以镜子中的你大概比真实长相好看30%，也就是说，实际上，你真实的长相比你自我感觉上的你要丑30%左右。专家表示，这就是为什么很多人照相时感觉不像的原因。

从这个心理学研究中，我们可以得出一个结论，那就是每个人都是自恋的。敏感的人则是自恋又自卑，或者更确切地讲，他们的自卑，其实是一种变相的自恋。他们正是因为把自己太当回事了，才高估了自己在别人心目中的地位，误以为自己的一言一行都能对对方产生巨大的影响。而一旦他们的这种幻想破灭，情绪自然就会出问题。

张雨在单位是出了名的"老好人"，很多同事都喜欢找她帮忙，她也从来没有对任何一个人说过一个"不"字。有一天，张雨的小孩生病住进了医院，她准备下班后直接去医院照顾小孩。

哪知，就在快要下班的时候，同事王姐突然找她帮忙："小张，麻烦你帮我把这份报告润色一下，我有急事要先走一会儿。"

张雨心想，平时王姐对我不错，这次我要是拒绝她，她肯定会生我的气。于是，她不顾还在住院的孩子，爽快地接下王姐的活儿。

等她工作完赶到医院时，孩子已经睡着了，丈夫一脸埋怨地看着她，责怪她不关心小孩，为此，两个人大吵了一架，最后还把病床上的小孩给吵醒了。

第二天，张雨才从别的同事口中得知，王姐昨天是和朋友逛街去了。当时她就非常气愤，大哭了一场不说，还跟王姐吵了一架，自此两人不睦。

张雨的故事告诉我们，我们永远没有自己想象中的那么重要，在许多不相干的人的眼里，我们只不过是路人甲乙丙丁罢了。在人生的舞台上，每个人都渴望当主角，每个人都渴望站在灯光下供人观览，可这种美好的愿景终归是一戳即破的肥皂泡泡，所有的自作多情都将化作一个个耳光，毫不留情地朝我们迎面扇来。

所以，放下自己，不要把自己想象的那么重要，我们就能够甩掉这些心理包袱，让自己的情绪不再受累。自然而然地，我们也就能够成为自己情绪的主宰。

敏感的人到底有多痛苦

李卿和杜月是挺要好的一对朋友。李卿是一个特别敏感的人，杜月每次和她出去，都会有一点小紧张。如果杜月稍微走开一下，李卿都会很生气，好像对方要抛弃她一样，两人几次因为这样不欢而散，同时让杜月也很无语。

有一次，李卿和杜月逛街，李卿拉着杜月进了一家服装店，她要进试衣间试衣服，就让杜月站在门外，一直跟她说话，要是杜月有一句话没有接上来，李卿就会生气。

好不容易等到李卿试好出来，杜月问她："衣服怎么样？"李卿却由于服务员在身边不自在，拉着杜月就往外走。

杜月很不理解她，因为在试这件衣服之前，杜月知道李卿很喜欢这件衣服。怎么会拉着自己就走呢？不过杜月也只是在心里问自己罢了。

后来，通过李卿的朋友，杜月才知道李卿患有焦虑和恐惧症，害怕一个人在试衣间里，害怕陌生人在她身边，到那一刻，杜月才明白，原来事情竟然是这样的。所以，后来只要跟她一起出去，杜月都尽量不让李卿单独待在一边。

杜月的事情不禁让人想到了《爱情魔发师》里女主角小贝的遭遇。由于小贝的妈妈在小贝很小的时候，忍受不了贫穷的日子而把小贝关在阁楼里，并剪掉自己的头发后，便离家出走，从此再也没有回来。从那以后，只要小贝被关在密闭空间里就会害怕，因为她总能在密闭的空间里看到黑色的东西乱跑。

心理分析学家穆萨·纳巴提的建议是：不要向极度焦虑的人证明危险不存在。"承认他说的并非无稽之谈。告诉他，他当然有可能被撞得粉身碎骨；他的孩子有可能成为罪犯；爱上一个人之后，他有可能会因未来的分别而痛苦……他说的也许都没错，但是这些并不一定会真正发生。而享受生活的唯一方法就是接受风险，也就是接受'存在的悲剧性'。同时，不要煞费苦心地让焦虑的人安心，而要努力让他笑。一点儿幽默和嘲讽都能够有效地击退威胁。"

生活在快节奏时代里的我们，总是努力地满足自己物质上的要求，却往往忽略了我们的精神需求。所以，导致带有时代特色的心理疾病也越来越多。而造成这些心理疾病的主要原因就是敏感。"敏感"一词，对我们来说并不陌生。敏感能引发我们一系列的心理疾病，引起我们的情绪反常。所以，导致我们负面情绪出现的罪魁祸首就是敏感。

很多人总是害怕自己成了别人关注的中心。担心周围每个人都在看着自己，观察自己的每个小动作。害怕被介绍给陌生人，甚至害怕在公共场所进餐、喝饮料。尽可能回避去商场和进餐馆。不敢和老板、同事或任何人进行争论，捍卫自己的权利。

此外，还有总是担心会在别人面前出丑，在参加任何社会聚会之前，都会感到极度焦虑。会想象自己如何在别人面前出丑。当真的和别人在一起的时候，会感到更加不自然，甚至说不出一句话。

当聚会结束以后，会一遍一遍地在脑子里重温刚才的镜头，回顾自己是如何处理每一个细节的，自己应该怎么做才正确。

我们想一想自己是否经常会有这样的负面情绪：口干、出汗、心跳剧烈、想上厕所。周围的人可能会看到的症状：红脸、口吃结巴、轻微颤抖。有时，呼吸急促，手脚冰凉。最严重的结果是，会进入惊恐状态。

在《爱呀幸福男女》采访袁咏仪的时候，袁咏仪自爆在生完小孩之后，半年的时间里，她看任何东西都不顺眼，总是待在自己的空间里，把所有的人都当成局外人，更严重的是差点就导致自己的婚姻破裂。其实，不是袁咏仪有问题，而是人一旦由于各种原因变得敏感，自然而然地就会出现负面情绪。

我们以负面情绪中最为典型的焦虑和恐惧为例。

据调查发现，近年来二三线城市的人似乎也越来越焦虑和恐惧了，也许是因为微信、电商在一步一步地缩短小城市和一线城市之间的距离，人们也非常近距离地接触到一线城市人群的感受，比如愁堵车、出国旅游的、买 iPhone 的，想把孩子送到一线城市出现的婴儿游泳馆、早教中心、国际学校、贵族学校，越来越觉得自己的钱不够花……而这些焦虑和恐惧不是别人赋予的，而是由这个社会、这个时代赋予的。

被称为"精神分析社会学"奠基人之一的心理学家弗洛姆曾有一个著名观点：安全和自由不可兼得。过去的时代是安全、但不自由的时代——可选择的东西太少，人们心安理得；而现在的时代是自由、但不安全的时代。把这个理论放到目前的"重症时代"来看，似乎更有意味。

"走出来"的第一步，就是先"走进去"。也就是说，首先要承认自己的恐惧，并且承认因此而感到痛苦。聆听自己的感受，才能从中脱身。努力对自己诚实，因为正如心理学家米歇尔·勒儒尤强调的："影响情绪的不可控因素有很多。看清自我，关键在于弄清楚那些因素是什么。"

"对于危险的过度焦虑和恐惧源于对现实的独特视角。"所以说，多看些资料以加深认识，这样能帮自己做出有益的让步。然后告诉自己，将自己等同于受害者并不能使人轻松，努力找回真正属于自己的位置，而不是将自己放在别人的位置上来考虑问题。

只要我们细心观察，就能够发现，影响我们情绪的最大因素就是"敏感"，由于敏感，我们会对外界产生各种误解，让自己过分钻牛角尖，而最终受伤的也只会是我们自己。

所以，想要改善情绪，我们就必须改掉敏感的特性，尝试着钝感一点，让自己在为人处世上能够更加坦然。

太在意别人只会让自己迷失

在宋丹丹和雷恪生主演的小品《懒汉相亲》里，村主任做媒，给村里的资深懒汉潘富（雷恪生饰演）介绍了一个对象魏淑芬（宋丹丹饰演）。在相亲的那天，魏淑芬口口声声都是"俺娘说"，比如，俺娘说了，女儿大了要出门，要找找个勤快人；俺娘说了，有些个人胡扯八扯当本事，牢骚坏话烦死人；俺娘说了，要皮球睡懒觉，这样的男人可不能要……

她每说一个"俺娘说了"，懒汉潘富的脚就疲软一分，这还相什么亲呢？魏淑芬完全是按照她娘的指示来挑选伴侣，她娘说的那些不能要的男人，正好条条都戳中了潘富的软肋。可以想见的是，这场相亲绝对不可能开花结果。

放眼现在，我们身边还有着不少像魏淑芬那样的人，他们不管说什么话，做什么事儿，全部依仗别人的眼光和观念，自己一点主见都没有。人云亦云，随波逐流就是他们固有的生活方式，你要是问他们为什么要活得那么毫无个性，他们给你的回答通常是：别人都是那么过的啊！

别人是怎么过的，难道就代表我们也要怎么过吗？有这种想法的人多半还是因为自身太过敏感，内心不够强大吧！他们在别人的眼光和自己的梦想间权衡再三，最终决定抛弃自己的梦想，选择和大多数人为伍。因为只有这样，他们才能避免和强硬的世俗对抗，才能避免和大多数人的生活方式背道而驰。

其实说白了，他们的内心都住着一个敏感怯懦的小孩子，这个小孩子特别看重别人的意见，特别在乎自己是不是和别人一样有着同样的羽毛。他们就好比别人手中的橡皮泥，即便他们心仪的形状是一只蝴蝶，但是如果别人想把他们捏成一只蜻蜓，他们最后也不会发出任何反对的声音。久而久之，他们将彻底遗失真实的自己，活出来的生命状态也将毫无色彩，毫无惊喜可言。

哲学家苏格拉底曾给自己的学生上过一堂别开生面的课，他大力提倡"不盲信"教育，注重培养学生的个性，希望学生在别人说的话面前，摒除人云亦云的心理陋习，从而活出精彩的真实自我。

有一天，苏格拉底在给学生上课的时候，突然从口袋里掏出一个苹果，大声地对他们说道："请大家先用心闻一闻空气中的味道，然后再告诉我你们闻到了什么？"

话音刚落，很快就有一位学生举手回答说："老师，我闻到了苹果的香味。"苏格拉底点了点头，立刻拿着苹果走下讲台，慢慢地从每位学生的身旁走过。他一边走，一边要求学生仔细地闻一闻，空气中是否有苹果的香味。

等苏格拉底回到讲台后，他又重复了一遍刚才的问题。这个时候，除了一个学生外，教室里所有的学生都举起了手，纷纷表示自己在空气中闻到了苹果的香味。

于是，苏格拉底笑着问那位唯一没有举手的学生："同学，你难道真的什么气味也没有闻到吗？"那位学生眼神笃定，毫不犹豫地说道："我真的什么气味也没有闻到！"

听到这位学生充满肯定的回答，苏格拉底感到十分欣慰。最后，他向全班学生高声宣布道："这位同学是对的，空气中根本没有苹果的香味，因为我手中的这个苹果是假的！"

这位得到苏格拉底赞赏的同学，就是后来大名鼎鼎的哲学家柏拉图。从这个小故事里，我们可以清楚地看到，柏拉图是全班学生中唯一一个遵从自己的内心，不被别人的话迷惑的人。当身边的同学们众口一词，都说自己在空气中闻到了苹果的香味时，柏拉图却给出了不一样的答案。

由此可见，太在意别人眼光的人，很容易犯下人云亦云的低级错误，最后在一次又一次的随波逐流中，渐渐丢失了自己最真实的模样。不可否认，紧随他人确实是最安全的生活方式，但你可知接踵而来的代价又是什么呢？我们会活在别人的价值观里，他们随时都能用自己的秤来评判我们的生活，从此幸福与否，不再由我们说了算。仔细想想，相信很多人都会有一种背脊发凉的感觉。

在娱乐圈，很多女明星都热衷于整容，表面上看，是希望自己变得更漂亮一点，从而提高自己的自信心，毕竟容貌是天生的，"丑小鸭"只能借由手术让自己变成"白天鹅"。而实际上，她们只不过是为了能博得更多人的喜爱和好感，人们喜欢大眼睛，她们就跑去开眼角、割双眼皮，人们喜欢瓜子脸，她们又奔去磨腮帮、削颧骨。

最后，娱乐圈的女明星都是清一色的锥子脸、双眼皮、大眼睛，让人看得眼花缭乱，几乎都分不清谁是谁。有的女明星原本还长得挺俊俏的，可整来整去，结果硬生生在迎合大众的口味下，整成了一个几级伤残。人算不如天算，就在女明星美得如此雷同时，顶着一张方脸的超级女声李宇春，反倒脱颖而出，成了观众心目中的清纯佳人。

意大利文学家但丁在其代表作长诗《神曲》中如是说道："走自己的路，让别人说去吧！"那么多年过去了，这句话依旧闪耀着真理的光芒。世界上的人有千万种，每个人都有着自己与众不同的个性、需求、兴趣爱好以及评判标准，如果我们太在乎别人的眼光，那未来我们不仅会活得非常辛苦，还将彻底失去唯一一次做自己、活出真实的自己的宝贵机会。

人生苦短，何必患得患失

对于人生，很多人都奉行"快乐哲学"，而哲学家叔本华却另辟蹊径，坚持认为人生的本质是"痛苦"，用他的话来形容，生命就是一团欲望，欲望不能满足便痛苦，满足便无聊，人生就在痛苦和无聊之间摇摆。

此话听着或许消极，可只要静下心来细细琢磨，便不难发现，叔本华的极致悲观里其实正在开出一朵悲悯且乐观的小花。只有认清了生活的本质，我们才能不自欺，不逃避，从而带着勇气和乐观继续脚下的路，因为生活不能比当下的处境更糟糕了，而我们每走一步，就离痛苦的谷底远了一步。

由此可见，患得患失是一种非常浪费时间和精力的不必要的情绪。我们每个人从一出生，就生活在痛苦的谷底，不管日后我们感受到何种烦恼和忧愁，我们都比最初的自己要幸福。至于生命中的得到与失去，那完全是生活的常态，谁又能永远处于高位而不下坠呢？如果不能发自内心地接受这种无常，那我们将永远过不上平静、轻松、闲适的日子。

最好的心态，无非就是活在当下，或许说"活"还不够妥帖，应该是"安然"，与古语"既来之，则安之"所要表达的意思别无二致。对此，《圣经》中有这么一句话正好能诠释这种心态，即"我们在世上是客旅，是寄居的"。活着就好似一个游览世界的旅客，我们居住的房子，不再是自己的私人财产，哪怕是山川河流，都不再是某国的领土。脱离了这种占有和被占有的关系后，再来审视我们的人生，我们会发现，庭前花开花落，天边云卷云舒是那样美丽动人。

原来，我们的内心对于得失还有诸多计较，得不到的时候就在骚动不安，得到的时候又在惶恐担忧，时间如流水，我们的生命却像落花，还没来得及恣意绽放，就已匆匆凋谢，你说可不可惜？

说到这儿，不禁想起一个有关流浪汉和百万富翁的故事。

每天的同一时间，一辆豪华轿车总会穿过市区一个中心公园。这辆车的主人是一个百万富翁，细心的他注意到，一位衣衫褴褛的流浪汉每天上午都会坐在公园的长椅上，随着流浪汉的视线看去，百万富翁发现，他死死盯住的地方原来正是自己所下榻的那家旅馆。

终于，百万富翁按捺不住心中的好奇，有一天，他命令司机停车，自己径直走到那位流浪汉的跟前，问道："打扰一下，我不明白你为何每天都盯着那家旅馆看，里面有你非常挂念的人吗？"

流浪汉耸了耸肩，带着梦幻的语气回道："我身无分文，每天只能睡在这冰冷的长凳上，我做梦都想睡在那家旅馆里。"

百万富翁听了流浪汉的话，不由得心生同情："我一定让你得偿所愿，今天晚上你就可以住进那家旅馆，我会为你支付一个月的房费。"

一个礼拜后，让百万富翁百思不得其解的是，他又在公园的同一张长凳上看见了流浪汉的身影。于是，他只好再次下车，飞快地走到流浪汉的面前：

"先生，你怎么有旅馆不住，又跑到这冷清的公园来了？"

"您有所不知，当我真正睡在旅馆时，我又开始做梦，梦到自己回到了冰凉的长凳上，我被这可怕的梦搅得心神不安，怎么睡也睡不好。"说完，流浪汉又开始盯着不远处的那家旅馆看。

很多人觉得这不是一个故事，更像一个笑话。有这种感觉也很容易理解，水往低处流，人往高处走，前者是自然规律，后者是人性真理，人人都想睡在免费的舒适旅馆里，可偏偏这个流浪汉身在福中不知福。其实，流浪汉并不是不想睡在旅馆里，事实刚好相反，他就是因为太想睡在旅馆里了，才会时刻担心下一秒自己是否会失去这份幸福。

这种忧虑和不安在他心中来回徘徊，阴魂不散，即便他的身体已经躺在了舒适的大床上，他的灵魂却得不到片刻的休息，这直接影响到了他的睡眠，最后吓得他只好再次回到冰冷的长凳上。

可以说，他原本可以拥有的幸福，被活生生扼杀在他内心敏感的摇篮中。一个敏感的人，几乎从不会笃信什么；他拥有四肢，却不相信四肢会永远健全；他拥有朋友，却不相信朋友会永远陪在身边；他吃着饭，却不相信饭不会噎到他；他喝着水，却不相信水不会呛到他……这种不确定感，让他自始至终都处于一种患得患失的状态，渴望拥有，同时又害怕失去，更确切地说，他在拥有的时候，不能尽情地享受当下的快乐和幸福，反而忧心忡忡，害怕失去已经拿在手的一切。

殊不知，人有悲欢离合，月有阴晴圆缺，人的一生，就像在荡秋千，总在高低之间来来去去，我们不停地在得到，也不停地在失去，什么时候承认这个事实，我们什么时候就能收获到内心真正的安宁。

我们常说，做事要三思而后行，这句话对敏感之人却并不那么适应，因为他们生性忧虑成患，说话做事前总要反复思考，力求万无一失，不受他人非议，如此瞻前顾后，畏首畏尾，等到他们开始行动时，机遇早已振翅而去。

因此，最好的做法无疑是保持一颗平常心。不管做什么事儿，敏感之人都要丢掉思想包袱，砸碎精神枷锁，走出患得患失的阴影，尽情活在当下。与此同时，敏感之人还要不断培养自己的承压能力，不求有泰山崩于前而面不改色的心态，但至少也要具备从风雨中走出来的勇气、信心和好心情。

钝感一点，敌人都会消失

一个情绪敏感的人会树立许多假想敌。他会将一些有意无意的话或者行为当成是针对自己的。所以，他可能会采取非常极端的方法去应对这些事情，让自己的情绪变得更加糟糕。

古时候，有一位老爷请客，眼看着开饭的时间就要到了，竟然还有一大半的客人没有来。心急如焚的他当着众人的面，恨恨地说道："怎么搞的，该来的客人还不来？"

此话一出，大堂内一些敏感的客人听到了，都在暗暗地纳闷："该来的没来，那我们就是不该来的啰？"越想越觉得难受，最后他们都等不及向老爷告辞，就陆陆续续地离开了。

老爷一看又走掉好几位客人，越发焦急难耐，于是灰心丧气地感叹："真是急死我了，怎么这些不该走的客人，反倒是个个都走了呢？"

剩下的客人一听，也忍不住将老爷的这番话在自个儿的耳朵里绕了好几圈，心想："走了的是不该走的，那我们这些没走的倒是该走的了！"于是大家纷纷拂袖离去。

最后大堂内只剩下一个跟老爷较为亲近的朋友，看到这种尴尬的场面，就劝他说："你说话之前应该先考虑一下，否则说错了，就跟覆盆之水一样，再也收不回来了。"老爷听了这番话，大喊冤枉，急忙解释说："我并不是叫他们走哇！"

谁知此话更是把最后这位朋友也给得罪了，只见他火冒三丈地对老爷吼道："不是叫他们走，那你就是叫我走了！"说完，他头也不回地离开了，徒留老爷一个人愣在原地，半晌说不出话来。

一个人如果能够更加钝感一点，就不会将别人的话或者情绪放大，所以也就不会感觉自己有那么多的敌人了。这样的人，心态会非常平和，自然而然地，他们也就会拥有好的情绪。

而一个敏感的人则会因为各种行为、语言而产生负面情绪，最终影响自己的情绪，让自己沦为情绪的奴隶。

在曹雪芹的名著《红楼梦》中，林黛玉是读者公认的敏感、疑心重的人，与之相反，史湘云身上则有着钝感、直率、明朗的气质，她时而能醉卧芍药花丛，枕石而眠，香梦沉酣，可爱醉人；时而能在雪天里，割腥啖膻，烧烤鹿肉，大快朵颐。她从不因小事斤斤计较，也不会为琐事伤神多愁，更不会没事找事，庸人自扰。

其实，史湘云的出身比林黛玉还要孤苦。林黛玉幼年时失去母爱，不久，父亲又去世。可是，史湘云竟是"襁褓中，父母叹双亡。纵居那绮罗丛，谁知娇养"。自幼父母双亡的她，只能寄人篱下，由其叔父抚养，日子自然好过不到哪里去。不过，她并没有像林黛玉那样整日悲戚戚的，在贾府，大家随时可以听到她的笑声。虽说林黛玉有时也笑，但笑时常带着忧郁，史湘云的笑却是真挚无邪的笑，是发自心里的乐观豁达的笑。

在凹晶馆联诗的时候，史湘云曾这般开导林黛玉说："你是个明白人，何必作此形象自苦。我也和你一样，我就不似你这样心窄。"可以看到，林黛玉因为敏感，所以心窄，对待外界的人或事喜欢"宁可信其有"；而史湘云因为钝感，所以心宽，对待外界的人或事喜欢"宁可信其无"。

两种不同的性格特质造就了两种不同的生活态度，相较于敏感的林黛玉，钝感的史湘云感受到的快乐显然要更多一点，她自始至终都活在一个没有敌人的世界里，不管别人说什么、做什么，她都不会死心眼地认为对方是在伤害自己。

央视名嘴白岩松曾说："有时候，我们活得很累，并非生活过于刻薄，而是我们太容易被外界的氛围所感染，被他人的情绪所左右。行走在人群中，我们总是感觉有无数穿心掠肺的目光，有很多飞短流长的冷言，最终乱了心神，渐渐被缚于自己编织的一团乱麻中。其实你是活给自己看的，没有多少人能够把你留在心中。"

其实，我们永远没有自己想象中的那么重要，当我们感觉别人在伤害自己时，十有八九是想多了，想歪了。因此，越是这个时候，我们越是要以钝感为武器，果敢地跳出自我臆测的牢笼。

　　所以说，世上本无事，庸人自扰之。这庸人倒更像是我们的"多虑"，明明是一句很普通的话却成了最难理解的"弯弯绕"，到最后又是谁最吃亏呢？这样的话，人还不如活得钝感一点，对别人的话和行为不需要太多的理解，让语言和行为回归信息表达的本质，这样，人或许能够过得更加开心。

烦恼不过自己为难自己

　　很多时候，烦恼是诱发坏情绪的一大因素。

　　人生在世，存活于红尘俗世中，自然免不了有诸多烦恼。人生为什么会有如此多的烦恼呢？佛曰：一切烦恼皆由心生，也由心灭。所谓快乐烦恼，都在一念之间，所有烦恼皆因自扰。其实所谓的烦恼，不过庸人自扰，也就是自己为难自己，甚至有很多人是在预支烦恼。

　　在生活当中，适度的未雨绸缪是好事，但凡事过犹不及。"人生不满百，常怀千岁忧。""天下本无事，庸人自扰之。"俗语也说：君子忧天下，小人忧衣食，各为其难，各得其便。小人物有小人物的烦恼，大人物有大人物的难处。求人难，被求者亦难；世间之事，不如意者常常十之八九，为局所迷，为事所难，历来如此。

　　现在的人容易烦恼，因为有个有形无形的时间表摆在他面前——几岁买房，几岁结婚，几岁要生第一个孩子。人生难道可以设定吗，晚一步天就要塌下来吗，别人有了你没有就要低人一等吗？这是什么生活？我们的确有必要停下来好好问问自己：这时间表是谁定的呀？我们孜孜不倦地追求所谓的"快乐"，究竟是我们想要的，还是别人放进我们心里的？还是大家把这些东西贴上一个共同的标签，告诉你这是快乐，就觉得"哦，这是快乐"。傻不傻，仅仅因为有"快乐"这层包装纸，你只看到外表，忘了这个快乐的概念是谁帮你种下的。可是，谁规定不按照同一张时间表过人生，就没资格快乐了？

因此有人说，人有了欲望才有了烦恼，没有欲望的人是不会有烦恼的。

古希腊著名哲学家迪奥根尼与亚历山大大帝之间发生过这样一个有趣的故事：

迪奥根尼藐视权贵、藐视世俗，因此终身都十分贫穷。但他对哲学的研究令许多人望尘莫及。有一天，迪奥根尼在一处广场上晒太阳，亚历山大大帝找到他，对他说："先生，你有什么烦恼吗？"

迪奥根尼衣衫褴褛地坐在地上，面无表情地望着眼前的这个人。

亚历山大大帝又问了一句："先生，你有什么需要吗？"

迪奥根尼扬了扬手说："陛下，我没什么需要，只求你站开一点，你挡着我晒太阳了。"

因为迪奥根尼对物质的欲望并不强烈，所以，亚历山大所认为的世俗困扰在他那里并不成立。

而同样流传广泛的还有这样一个故事。

有位迟暮之年的富翁在冬日的暖阳中到海边散步，他看到一个渔夫也在悠闲地晒太阳，就问道："你为什么不打鱼呢？"

"我有必要天天打鱼吗？"渔夫反问。

"当然，那样你才能挣钱买大渔船呀！"

"买大渔船干什么？"

"你打的鱼多了就能成为富翁了。"

"成了富翁又怎样？"

"你就不用打鱼了，可以幸福自在地晒太阳啦！"

"我不正在晒太阳嘛！"

富翁此时哑然。

试想一下，假如这位渔翁总想着打更多的鱼，买一条更大的渔船，那么他必定不能享受一刻的闲暇，因为在他心中，这个欲望总会冒出来提醒他：你一刻都不能休息。

在这两个故事中，迪奥根尼和亚历山大哪个更快乐？富翁和渔夫又是哪个更快乐？亚历山大和富翁有那么多的烦恼，而迪奥根尼和一个贫穷的小渔翁却可以舒舒服服地晒太阳，这难道不值得人深思吗？

在我们的人生当中，有许多烦恼都是我们自找的。也就是说，有许多糟糕的情绪是由我们自己引起的。比如说，本来我们可以过得很幸福，对当下的生活也很满意，就因为看到别人过上了貌似更好的生活，我们的心中也燃起了这种欲望。于是，之前的那种幸福感就一点点消失，取而代之的是嫉妒、抱怨等负面情绪，让自己的人生陷入糟糕的境地当中。

很多情绪糟糕的人还会去预支明天的烦恼，他们会将原本还没有发生的事情列入当下的考虑范围，胡思乱想，并最终让自己陷入情绪的泥淖当中。

《泰坦尼克号》男主人公杰克说过这么一句话："享受并珍惜

每一天，才能获得真正的快乐！""人生不满百，常怀千岁忧"，即使不幸注定要在明天来临，你也没有必要今天就为它付出代价。今天有今天的事情，明天有明天的烦恼，我们何必用明天的烦恼来烦自己呢？在短暂的人生中，我们没有必要想太多有关明天和未来的事，不预支预想出来的明天的烦恼，由此，便能获得内心的平静，体验到生命的淡然与从容之美。

不反刍痛苦，不预支烦恼

"勿以往之不谏，知来者之可追。"这是东晋诗人陶渊明在《归去来兮辞》中的一句诗词，大意是，过去已经消逝在时光的长河之中，我们再怎么悔悟，也无法弥补过去留下的遗憾和犯下的错误，现在唯一能做的就是在未来的岁月里努力把事情做好，不要让遗憾和错误再次发生。

这句诗词颇有悬崖勒马的意味。回顾中外历史的长河，能真正做到不反刍痛苦的伟人，英国首相劳合·乔治绝对要算一个。

有一天,乔治和一位好朋友在院子里散步，每当他们走过一扇门，乔治总是随手把门关上。朋友注意到这个小细节之后，觉得有点纳闷，他好奇地问道："乔治，为什么你每次都要把这些门关上呢？有什么必要啊？"

"当然有必要啊！"乔治微微一笑，又继续说道，"你知道吗？我这一生都在关我身后的门。这是我必须做的事情。每当我关上身后的门的时候，就决心把过去发生的一切都抛在脑后，不管它是辉煌的成就，还是令人懊悔的失误。只有这样，我才可以重新开始自己的美好生活！"

在对待痛苦的往事上，乔治的态度无疑是豁达的，很少有人能做到像他那样。人们总是不愿意接受昨天已经尘埃落定的遗憾和错误，以至于他们经常用自己的痛苦来变相成全内心那份对完美的苛求。这样做的后果是非常可怕的，它并不能给一个人的生活带来多少奇迹，反而会让他们的工作和生活停滞不前。

捷克作家米兰·昆德拉曾在其名作《不能承受的生命之轻》中说道："因为人的生命只有一次，我们既不能把它同以前的生活相比较，也无法使其完美之后再来度过。"其实，他所想要表达的意思是，每个人的生命都是现场直播，谁都没有彩排的机会，所以谁都会不可避免地犯下错误。如果我们不能像乔治总统那样果断地关上身后的门，那我们只能在屡次的反刍痛苦中消耗掉宝贵的生命。

之前，我们曾反复提及人要懂得宠爱自己，而宠爱自己的一个显著标志就是我们是否活在当下。一个活在当下的人，其必定像乔治总统一样不反刍痛苦，除此之外，他还不会向未知的明天预支烦恼。有人不懂何谓"预支烦恼"，简单来讲，就是一个人分分钟钟都处于一种没有安全感的愁闷之中，比如，喝着杯里的水，担心自己会不会呛死，吃着碗里的饭，忧心自己会不会噎死。

这种心态近似于"杞人忧天"，纯粹是自寻烦恼。

雷勇被身边的朋友戏称为"操心哥"，不管何时何地看到他，他的眉头永远都是紧锁的，额头上的抬头纹若隐若现，时常给人一种心事重重的感觉。

朋友们的感觉没错，雷勇确实是对自己的未来忧心忡忡。他今年快30岁了，工作已有七八年，眼看着身边的同事一个个都升职加薪，就他还是外甥打灯笼——照旧（照舅），这怎么不令他心生烦闷呢？

再这样下去，他很担心自己是否能存到钱娶老婆，毕竟他也老大不小了，父母又只有他一个儿子，都巴巴地等着抱孙子呢！

每次想到这些，雷勇都感觉坐立难安，工作也沉不下心来。有一次，他又因为这些烦心事走神，公司领导叫了他好几次都没听见，直到相邻的同事推了他一把，他才"如梦初醒"，一脸茫然地看着早已黑脸的领导。

念他是初犯，领导决定给他一次机会，可当这种事发生的次数越来越多时，领导二话不说就炒了他的鱿鱼。在雷勇离开公司前，领导还送了一句话给他："这世上，有的人缺爱，有的人缺钱，我还没见过像你这样缺烦恼的！"

是啊，未来的事情总是变幻莫测，犹如一个巨大的问号，如果明天注定有烦恼等着我们，那我们再怎么担心也无法改变这个事实，又何必向"明天"这个大老板提前预支烦恼呢？雷勇傻就傻在对未知怀揣一颗不安之心，他若是懂得宠爱自己，就不会继续这种毫无价值的内耗行为。

要知道，烦恼和忧愁就好比树上的叶子，谁也没有办法能让属于明天的落叶提前掉到地上好让我们清扫干净；同理，谁也没有办法将属于明天的烦恼抢先一步吃进自己的肚子里。我们每个人都只拥有当下，与其向明天预支烦恼，不如将当下的真实紧握在手，说不定明天会因为我们的努力而变得丰美甘甜。

生命最大的魅力不在于结果，而在于过程。凡是沉溺在过往痛苦和明日烦恼中的人，都有程度不一的"结果综合征"，这种对结果的偏执让他们无法认真体会生命的每一分每一秒，自然也无法从中得到任何乐趣。他们渴望得到幸福和快乐，却时常事与愿违，频繁尝到痛苦和烦恼的滋味。

终有一天，当我们愿意多给自己一些宠爱时，我们会知晓，昨天和明天都不是我们的私有财产，我们所拥有的只有转瞬即逝的当下。既然一个人快乐是一天，不快乐也是一天，我们就应该开开心心地过好每一天，再也不傻乎乎地去反刍昨天的痛苦和预支明天的烦恼。

你只需要倾听自己的内心呼唤

听歌的时候，你喜欢被人吵吗？看电影的时候，你喜欢被人闹吗？

当然不喜欢。很多事情都是需要专心致志去完成的，如果我们在做一件非常需要专注力的事情时，耳边总是传来别人叽叽喳喳的声音，那我们非但做不好这件事，就连自己的心情也会受影响。所以，我们要学着屏蔽身边的"杂音"。

其实，过自己的生活也是这个道理。哲人不是说过，有江湖的地方就有是非嘛，确切地来讲，有人的地方，是非就像一锅滚烫的热水，从来没有停止沸腾过。而所谓的是非，在某种程度上，就是总有人喜欢对别人的生活方式指手画脚。打个比方，某某打算去偏远的地方支教，虽然薪水没多少，但是很快乐，可不相干的人却频繁地在其耳边轰炸，支教又辛苦又没前途啦，你这样做愧对父母对你的无私付出啦等等。若是此人的内心不够强大，那很容易就会被这些话影响，做出与自己内心真实的想法背道而驰的事情，最后也未因此而换回一个快乐的结局。

"杂音"带给人的影响数不胜数。很多人一生都被"杂音"牵着鼻子走，他们以为，别人的看法和经验一定是对的，能帮助自己少走一些弯路，却没有想过：第一，很多事情只有当我们亲自去尝试了，才知道这样做究竟适不适合自己，别人说过的话和走过的路或许只是适合他自己，却未必是一剂包治百病的良方，也能让我们的人生无病又无痛。第二，每个人都有自己喜欢的生活方式，生活说到底还是一个人的独角戏，别人没有资格把他喜欢穿的鞋子强行套在我们的脚上。

在生活中，面对七嘴八舌的纷乱场景时，我们要听从内心的呼唤，要为捍卫自己的领土和主权挺身而出，适时地让自己的耳朵屏蔽来自四面八方的"杂音"。

如果我们还不习惯做自己，又或是不知道该如何去做自己，那不妨听一听华为老总任正非和老干妈创始人陶华碧的故事。

大家都知道，华为和老干妈这两家企业一直都没有上市，按理说，这两家企业要规模有规模，要口碑有口碑，要实力有实力，上市应该能为它们创造出更多的利润，可任正非和陶华碧这两人为何偏偏不走这条能迅速发家致富的捷径呢？

面对众人的疑问，任正非只丢出一句："猪养得太肥了，连哼哼声都没了。"他固执地认为，科技企业是靠人才推动的，公司过早上市，就会有一批人变成百万富翁、千万富翁，他们的工作激情就会衰退，这对华为不是好事，对员工本人也不见得是好事，华为会因此而增长缓慢，乃至于队伍涣散。员工年纪轻轻太有钱了，也会变得懒惰，这对于他们个人的成长十分不利。

任你围观群众喊"上市"喊得多么厉害，任正非始终充耳不闻，在他的"一意孤行"下，华为最终凭借其强大成功地堵住了众人吵闹不休的嘴巴。

至于陶华碧，她之所以拒绝上市，一是因为上市可能会倾家荡产，二是因为她不想靠上市"骗"老百姓的钱。时至今日，老干妈依然在各大超市热卖，在美国还升级为"奢侈"的调味品。这一切足以证明，陶华碧的坚持是正确的，至少她让老干妈保持了良好的发展势头。

管理大师彼得·德鲁克曾意味深长地说道："只有偏执狂才能成功。"他所说的偏执，无外乎就是一个人对某事极强的专注力。专注力极强的人，往往都有着异于常人的坚定，这种人即便身处人声鼎沸的闹市，也能静下心来，忘乎所以地读书写字。他们特别懂得听从内心的呼唤，让自己的耳朵屏蔽"杂音"，从而不受任何言语的影响和干涉，专心致志地走在自己喜欢的道路上，颇有"一条道走到黑"的决心和毅力。

任正非和陶华碧无疑跻身其列，他们对自身经营理念的"偏执"，

109

使得其在众多的"杂音"中，依旧保持着强大的专注力。他们从始至终都在听从内心的呼唤，做自己认为是对的事情，丝毫不受身边"杂音"的影响，最后也如愿取得了成功，还活得特别精彩，不落俗套。这一点相信值得我们每一个人学习。

一个永远跟随自己的心走的人，其人生虽不一定一帆风顺，但绝对是最自由、最快乐、最舒适的。他们不像一般人那样耳根软，总让别人的三言两语在自己的心湖激起千层波浪，这种人的内心往往坚定如磐石，浑身上下都散发着独立自主的迷人气息。他们这一生，对酒当歌，策马奔腾，可以说活得潇洒又尽兴，不论走到哪儿，他们都是人群中最耀眼夺目的一道风景线。

不用羡慕他们，只要愿意做出改变，我们也可以拥有这样惊艳动人的人生。比如，平时我们在处理问题时，可以尝试着关上耳朵，一个人去做选择，做完选择后，我们就要尽情地去体验选择带给自己的人生，不管快乐还是悲伤，我们都要独自去承受和接纳，不抱怨，不后悔，因为我们这是在做自己，做真实的自己。

第五章
放下执念：抓得越紧伤得越深

　　有时，执念会让人变得更加坚定，有时候，执念也会让人万劫不复。我们每个人都有些执念，比如，有的人就是要追求更美好的生活，有的人就是要成为某个领域的 NO.1，这是一种好的执念。但也有些糟糕的执念，会让我们对生活充满失望和不满，这种执念会让人活得很累，活得很伤。只有尽早松手，伤害才会停止。

你会受伤是因为你放不下

车子行驶在被雨水冲刷过的马路上，广播里一男一女两个主持人在有一搭没一搭地聊天。男主持说："今天，我在杂志中看到了这样一句话，人性的另一个弱点，就是以自我的观点来看待人和事。"女主持说："没错，这个弱点很致命，而且是很多人的通病，就是以自我为中心，经常忽视他人的感受，缺少换位思考，导致发生矛盾后不但不能将其化解，反而将矛盾激化，不可调解。"

随和，男主持人又接过话题："一个过于要脸面的人，即使遇到再大的挫折或困难，也不会低下高贵的头颅。这与人性坚强与否无关，而是一种纯粹的病态心理。他们坚信自身的实力，也总以为自己方方面面就是比别人强，以至于在遇到认为不公平的事情时表现得尤为尖锐。在他们眼里，一切必须以自我为中心才是正确的，否则就会天理难容。"

听完这番话后，阿宗关闭了广播，拧转方向盘，径直回家了。原来，阿宗刚才开着车，是为了离家出走。阿宗认为他的家人不理解他，不光父母嫌他没出息，妻子嫌他不顾家，就连孩子都抱怨说他没有尽到做爸爸的义务。

阿宗承认，最近生意不顺，在外时间增多，没有好好陪家人，一回到家就阴沉着脸，全然不顾妻子带病上班，还要照顾年迈的父母以及接送小孩的辛苦。

　　是的，我们身边不乏像阿宗这样的人，由于自身的阅历、想法和生活方式的不同，对待同一件事的认识也会不一样，面对问题的时候也往往是各行其是，缺乏沟通。

　　现实中很多人的确因为我行我素犯下错误，过分沉浸在自我的世界里，无法为任何人任何事改变自己，极端偏执自我，听不进去别人的劝告。这也叫自私自利，一般的自私自利的心态谁都有可能具备，但过于强势的自我主义就可能对身边的人造成不同程度的伤害。因为要时刻首先考虑到自己的想法，所以就会竭尽全力地为自己争取地位或利益，而就在这个过程中，他们往往付出了许多不必要的代价，实在有点得不偿失。

　　其实，这些人的出发点并没有错，就是可能高估了自己的能力。他们本想带给自己的亲人、爱人以荣耀，但结果往往事与愿违，现实带给家人的却是更多的担忧和麻烦。这大概就是所谓的"好心办坏事"吧，他们原本想尽量不给家人带来负担，没想到最后反而让家人替他们善后。

　　阿宗曾患有忧郁症，常常会没来由地担心：今天担心家中没锁门，会有贼进屋，明天担心会计会把他的工资弄错。老人出门他担心，孩子上学他担心，一天到晚，阿宗总是愁眉苦脸，满脑子都是自己预设的惨景。后来，一位心理医生给阿宗讲了这样一个故事：

　　一个苦者对和尚说："我放不下一些事，放不下一些人。"和尚说："没有什么东西是放不下的。"苦者说："可我就是偏偏放不下。"和尚没有继续辩论，他先是让苦者拿着一个茶杯，然后就往里面倒热水，一直倒到水溢出来。苦者被烫到，马上就松开了手。

和尚笑着说道："这个世界上没有什么事是放不下的，痛了，你自然就会放下。"

这个故事的寓意其实很简单，它无非就是告诉我们，做人不要太过自我，凡事看开点，世界上就没有放不下的执念。心理医生之所以说这个故事，是想告诉阿宗，该放下的时候就要勇敢地松开手，没有谁会永远守护住一样东西，别总是生活在无来由的担心之中，降低自己原有的价值。

原本还想开车离家出走的阿宗，在听到广播里两位主持人的对话后，立马领悟了心理医生曾给他讲过的哲理故事。原来，他今日的不幸福全是自己造成的，若不是因为他过于自我，他不会逼着强妄想一力承担整个家庭的责任，也不会在生意失利时，把所有的怨气撒在亲爱的家人身上。

意识到这一点之后，阿宗立马驱车回家向父母、妻子和孩子道歉，他承诺以后不再以自我为中心，凡事都和家人有商有量，有问题大家一起面对，风雨同舟，患难与共。他再也不会觉得只有自己一个人在为家庭付出，妻子为这个家庭所付出的牺牲绝对不亚于他，为此，他应该好好感谢妻子。

同时，他要和内心的放不下彻底说拜拜，杞人忧天并不会解决任何实质性的问题，只会让自己的情绪变得越来越焦虑，这种焦虑不但会影响平时的工作状态，还会连带着影响家人的心情。正如和尚对苦者所说的话，"痛了，你自然就会放下"。他是时候该放手了，让惹人厌的自我，让无谓的担心，通通随风而去，他要做的就是紧握手中的幸福，携着家人的手，一起走向美好的明天。

眼中有别人，别人眼中才会有我，这是一个再简单不过的道理。只有放下太过强烈的自我，站在别人的角度为对方设身处地地考虑一下，我们才能拥有一个完美的人际关系。毕竟，敬人者，人恒敬之，爱人者，人恒爱之。承认他人想法的存在，并不意味着我们的自我会受到伤害；相反，我们若是能大方给予别人舒展身心的空间，别人自会投桃报李，回赠我们一方更为广阔的天地。

宽心时，伤口就已经在自愈

生活中，我们每个人都在被情感、家庭、社会所缠绕，常常找不到安心的所在。外在的纠葛、攫取太多，心就没有办法放缓，更无法净化；人对外在无限制地索取，常常是以支付心灵的尊严为代价的。我们应该抬起头来，看看屋外的松林，听听松涛的呼唤，眺望远处的大海以及鼓满风的帆船……从内心的观照里，去改正自己的一言一行，这样，才不至于觉得生活有太多的无奈。

有一位虔诚的信徒，每天都从自家的花园里，采撷鲜花到寺院供佛。

一天，当她正送花到佛殿时，碰巧遇到无德禅师从法堂出来，无德禅师非常欣喜地说道："你每天都这么虔诚地以香花供佛，来世当得庄严相貌的福报。"

信徒非常欢喜地回答道："这是应该的，我每天来寺礼佛时，自觉心灵就像洗涤过似的清凉，但回到家中，心就烦乱了。我这样一个家庭主妇，如何在喧嚣的城市中保持一颗清净的心呢？"

无德禅师反问道："你以鲜花献佛，相信你对花草总有一些常识，我现在问你，你如何保持花朵的新鲜呢？"

信徒答道："保持花朵新鲜的方法，莫过于每天换水，并且在换水时把花梗剪去一截；因为花梗的一端在水里容易腐烂，腐烂之后，水分就不易吸收，就容易凋谢！"

无德禅师道："保持一颗清净的心，其道理也是一样。我们生活的环境像瓶里的水，我们就是花，唯有不停净化我们的身心，变化我们的气质，并且不断地忏悔、检讨、改进陋习、缺点，才能不断吸收到大自然的食粮。"

信徒听后，欢喜地作礼，并且感激地说："谢谢禅师的开示，希望以后有机会亲近禅师，过一段寺院中禅者的生活，享受晨钟暮鼓、菩提梵唱的宁静。"

无德禅师道："你的呼吸便是梵唱，脉搏跳动就是钟鼓，身体便是庙宇，两耳就是菩提，无处不是宁静，又何必等机会到寺院中生活呢？"

是啊，热闹场中亦可做道场；只要自己丢下妄缘，抛开杂念，哪里不可宁静呢？如果妄念不除，即使住在深山古寺，一样无法修行。

有一位青年，因为受了一些挫折变得非常忧郁、消沉。有一次他去海边散步，碰巧遇到以前的一位朋友，这位先生正好是一位心理医生。

于是青年就向这位医生朋友诉说他在生活、社会及爱情中所遭受的种种烦恼，希望朋友能帮他解脱痛苦，斩断一直在他心中纠结的烦恼。

安静沉默的医生朋友，似乎没听这位青年的诉说，因为他的眼睛总是眺望着远方的大海，等到青年停止了说话，他自言自语地说："这帆船遇到满帆的风，行走得好快呀！"

青年就转过头看海，看到一艘帆船正乘风破浪前进，但随即又转回去了；他以为医生朋友并没有听懂他的意思，于是就加重语气诉说自己的种种痛苦，生活中的烦恼、爱情的坎坷、社会的弊病、人类的前途等问题已经纠结得快要让他发狂了。

医生朋友好像在听，又好像不在听，依然眺望着海中的帆船，自言自语地说："你还是想想办法，停止那艘行走的帆船吧！"

说完，医生朋友就转身离去了。

青年感到非常茫然，他的问题没有得到任何解答，只好回家了。过了几天，他主动去找那位医生朋友了。一进门他就躺在地上，两脚竖起，用左脚脚趾扯开右脚的裤管，形状正像一艘满风的帆船。

医生朋友有点惊讶，接着就会心地笑了，随手打开阳台上的窗户，望着远处的山对青年说："你能让那座山行走吗？"

青年没有答话，站起来在室内走了三四步，然后坐下来，向医生朋友道谢，说完就离开了；青年走时神采奕奕，好像对生活充满了希望，不见了当初的消沉、颓废。

医生朋友事实上并未回答青年的问题，青年自己找到了答案。医生朋友的话让青年明白了，解决生活乃至生命的苦恼，并不在苦恼的本身，而是要有一个开阔的心灵世界；人们只有止息心的纷扰，才不会被外在的苦恼所困厄，因此要解脱烦恼，就在于自我意念的清净，正如在满风时使帆船停止。

活得简单，让幸福帮你疗伤

可能你会羡慕地说，你看某某多幸福，住着宽敞的高层住宅，开着豪华轿车，真让人羡慕。但是你却料想不到，其实别人或许比你有着更多的烦恼。

幸福其实很简单，幸福并不在于你拥有的多少。幸福是一种感受，一种心境，爱一个人是幸福的，被爱也是幸福的，思念着是幸福的，感动着同样也是幸福的。只要你愿意，只要你有心，生活中有许多简单的迷人的景色，在等着你去观赏，等着你去感觉，你可以在柔雨中歌唱，可以在草地上轻舞，可以让阳光洒满你的心灵……总之，只要你愿意，生活中简简单单的景色都会陪伴着你，你可以尽情地享受简简单单的幸福。

一间车库房里住着一对夫妻。男人在小菜场里做着小买卖，女人是一个残疾人，腿有风湿性关节病行走不便。他们一家吃喝拉撒都在这间屋子里，生活的艰辛与寒酸可想而知。一年四季都可以看到那位女人一成不变地坐在门口的小板凳上，夏天乘风凉，冬天晒太阳。但是在她脸上看不到一点忧伤，她总是一副悠然自得、幸福祥和的样子，带着满脸的笑容面对着路上来来往往的人群。有时，旁人看她其乐无穷的样子，会主动跑上前去和她搭搭话，坐下来闲聊一会儿，然后带着微笑和无限的感慨离开。

从这位女人的身上，不禁让人悟出这样一个生活的真谛——幸福原来是如此简单。

世界上的事，无论看起来是多么复杂神秘，其实道理都是很简单的，关键在于是否看得透。生活本身是很简单的，快乐也很简单，是人们自己把它们想得复杂了，或者人们自己太复杂了，所以往往感受不到简单的快乐，他们弄不懂生活的意味。

其实幸福无处不在，幸福就在我们身边。到底什么是幸福，这要看我们如何去感受。有的人可能一生都在追求所谓的幸福，拼命地努力赚钱，买车，买房，但到头来还是找不到自己的快乐，身心却疲惫不堪；有的人从不刻意去追求，懂得知足常乐，凡事总去想着快乐的一面，生活中就常常是充满阳光。

简单就是一种幸福，当我们因为复杂多变的生活而焦虑烦躁时，我们都会渴望拥有一种简单的生活。真正的幸福是发自内心的，选择一种简单的生活就是挣脱心灵的桎梏，回归真实的自我。

人们几乎都在通过自己独特的途径探索最简单的最符合心灵需求的生活方式，以替代目前日渐奢侈、烦冗的生活。简单其实是一种全新的哲学，时代和社会的进步是不容否定的，我们更不必自找清贫。简单生活应该是简单而有意义的生活，真诚、和谐、悠闲和幸福。简单并不是要你放弃追求，放弃奋斗，而是说要抓住生活、工作中的本质和重心，以一种超然的方式，去除世俗浮华的烦琐。

民国时期著名的爱国将领冯玉祥，生活简单，素有"布衣将军"之称。1934年，蒋介石派孙科来拜访冯玉祥，冯玉祥以惯常的家常饭招待，吃的是馒头、小米粥，只有四样小菜。孙科吃得很香，他说："我在南京吃的是山珍海味，却没有冯先生的饭菜香甜。真怪！"

在崇尚简单生活的人看来，简单才能体现生活的真味。

简单是个人在物欲横流、繁忙浮躁的时代立足的一个妙招。简单是一种心灵的纯化，它是统合，是安定，是整顿，是率直，是单纯。简单的饮食，有规律的日常作息，这些都是简单的一种方式。换言之，简单化就是在喧嚣的世俗里增加一份宁静。

安宁是一剂良药

有一位成功的商人，虽然赚了几百万美元，但他似乎从来不曾轻松过。他下班回到家里，踏入餐厅中，餐厅中的家具都是用胡桃木做的，十分华丽，有一张大餐桌和六张椅子，但他根本没去注意它们。

他在餐桌前坐下来，但心情十分烦躁不安，于是他又站了起来，在房间里走来走去。他心不在焉地敲敲桌面，差点被椅子绊倒。

他的妻子这时候走了进来，在餐桌前坐下。他说声"你好"，一面用手敲桌面，直到一个仆人把晚餐端上来为止。

他很快地把东西一一吞下，他的两只手就像两把铲子，不断把眼前的晚餐——"铲"进口中。

吃完晚餐后，他立刻起身走进起居室去。起居室装饰得富丽堂皇，意大利真皮大沙发，地板铺着土耳其的手织地毯，墙上挂着名画。他把自己投进一张椅子中，几乎在同一时刻拿起一份报纸。他匆忙地翻了几页，急急瞄了瞄大字标题，然后，把报纸丢到地上，拿起一根雪茄。他一口咬掉雪茄的头部，点燃后吸了两口，便把它放到烟灰缸去。

他不知道自己该怎么办。他突然跳了起来，走到电视机前，打开电视机，等到画面出现时，又很不耐烦地把它关掉。他大步走到客厅的衣架前，抓起他的帽子和外衣，走到屋外散步。

他这样子已有好几百次了。他在事业上虽然十分成功，但却一直未学会如何放松自己。他是位紧张的生意人，并且把他职业上的紧张气氛从办公室里带回家里。

这个商人没有经济上的问题，他的家是室内装饰师的梦想，他拥有四辆汽车。可以说，这个商人已经拥有了一切所需，然而他却不懂得如何去享受这些生活、享受这些快乐，因此他是不快乐的。

在这个日益繁杂的社会中，大多数人都变得如同这个商人一般焦躁不安、迷失了快乐。唯一可以改变这种状态的办法便是保持心灵的宁静，在静处细心体味生活的点滴，让生活重归宁静。

老街上有一铁匠铺，铺里住着一位老铁匠。由于没人再需要他打制的铁器，现在他以卖拴狗的链子为生。

他的经营方式非常古老。人坐在门内，货物摆在门外，不吆喝，不还价，晚上也不收摊。无论什么时候从这儿经过，人们都会看到他在竹椅上躺着，微闭着眼，手里是一只半导体，旁边有一把紫砂壶。

他的生意也没有好坏之说。每天的收入正够他喝茶和吃饭。他老了，已不再需要多余的东西，因此他非常满足。

一天，一个古董商人从老街上经过，偶然间看到老铁匠身旁的那把紫砂壶，因为那把壶古朴雅致，紫黑如墨，有清代制壶名家戴振公的风格。他走过去，顺手端起那把壶。

壶嘴内有一记印章，果然是戴振公的。商人惊喜不已，因为戴振公在世界上有捏泥成金的美名，据说他的作品现在仅存三件：一件在美国纽约州立博物馆；一件在我国台湾"故宫博物院"；还有一件在泰国某位华侨手里，是他1995年在伦敦拍卖市场上，以60万美元的拍卖价买下的。

商人端着那把壶，想以15万元的价格买下它，当他说出这个数字时，老铁匠先是一惊后又拒绝了，因为这把壶是他爷爷留下的，他们祖孙三代打铁时都喝这把壶里的水。

虽没卖壶，但商人走后，老铁匠有生以来第一次失眠了。这把壶他用了近60年，并且一直以为是把普普通通的壶，现在竟有人要以15万元的价钱买下它，他有点想不通。

过去他躺在椅子上喝水，都是闭着眼睛把壶放在小桌上，现在他总要坐起来再看一眼，这，让他非常不舒服。特别让他不能容忍的是，当人们知道他有一把价值连城的茶壶后，总是挤破门，有的问还有没有其他的宝贝，有的甚至开始向他借钱，更有甚者，晚上也推他的门。他的生活被彻底打乱了，他不知该怎样处置这把壶。

当那位商人带着30万现金，第二次登门的时候，老铁匠再也坐不住了。他招来左右邻居，拿起一把斧头，当众把那把紫砂壶砸了个粉碎。现在，老铁匠还在卖拴小狗的链子，据说今年他已经101岁了。

站得高，你看到的就不是伤害

竞争激烈的社会中，每个人都很容易被种种烦恼所困扰，一旦无法排解，心情便会浮躁，心情受伤。有时候，你越是急躁，便越会在错误的思路中陷得更深，受伤也就越深。心态浮躁犹如作茧自缚，最后让浮躁毁了自己。

人有时就像章鱼，章鱼在大海中本来可以自由自在地游动、寻找食物、欣赏海底世界的景致、享受生命的丰富情趣，但它却找到了个珊瑚礁，伸出八只强大的手臂，牢牢地攀住珊瑚礁，然后动弹不得、焦躁不安，让自己陷入绝境。其实，系住章鱼的是它自己的手臂！

如果人想从浮躁的不良情绪中走出来，就一定要松开你的"八只手"，用它们自由游动，这样你才能积极地去争取人生的成功与幸福。

有一位社会学家这样说道："浮躁的心态是要不得的，它急功近利，一旦所需要的东西不能实现，便会让人焦躁、烦恼。"

从前，有一个年轻人想学武术。于是，他就找到一位当时武术界最有名的老者拜师学艺。老者把一套拳法传授于他，并叮嘱他要刻苦练习。一天，年轻人问老者："我照这样学习，需要多久才能够成功呢？"老者说："10个月。"年轻人又问："我晚上不去睡觉来练习，需要多久才能够成功？"老者答："10年。"年轻人吃了一惊，继续问道："如果我白天黑夜都用来练拳，吃饭走路也想着练拳，又需要多久才能成功？"老首微微笑道："那你今生无缘了。"年轻人愕然……

年轻人练拳急于求成，反而延缓了成功的速度，这就是急躁的负面影响。放眼我们的生活，这样的现象实在是不少，比如目前大学生就业形势并不乐观，但还是有不少将要跨出校门和刚跨出校门的大学毕业生对此缺乏应有的心理准备，有的大学生甚至认为月工资低于 2000 元的工作不值得去做。但令人忧虑的是，虽然这些大学生对待遇的要求很高，可是实际工作能力并不出色，有的大学生在实习期间业绩平庸，有的根本就拿不出手。这是急于成功的浮躁心态在作怪。

成功是每个人都渴望的，但很多人并不看重成功本身，他们更多地渴望成功后带来的滚滚财源和虚名威望，由此就导致了浮躁心态的形成。有了浮躁心态的人，虽然我们满脑子皆是愿望，但常常喜欢将成功归因于运气，甚至命运。或许"成功"早已悄悄地来临，可是他们内心并没有感受到喜悦，这些人因为过度相信"成功应该是什么样子"，始终把眼光放在远处，看不清现在，想法变得愈来愈愚钝，他们的情感和心灵已经走进了死胡同。

其实，我们处在这个千变万化的世界中，人人都有过浮躁的心态，这也许只是一个念头而已。一念之后，人们还是该做什么就做什么，不会迷失了方向。然而，当浮躁使人失去对自我的准确定位，使人随波逐流、盲目行动时，就会对家人、朋友，甚至社会带来一定的危害。

这种心浮气躁、焦躁不安的情绪状态，往往是各种心理疾病的根源，是成功、幸福和快乐的绊脚石，是人生的大敌。

无论是做企业还是做人都不可浮躁，如果一个企业浮躁，往往会导致无节制地扩展或盲目发展，最终会失败；如果一个人浮躁，容易变得焦虑不安或急功近利，最终迷失自我。

浮躁的心态是要不得的，它是获取幸福生活和成功路上的毒瘤，必须剔除。一个人只有不被浮躁所左右，他才能静下心来踏踏实实做事。

不强求结果，你的心态便会痊愈

《淮南子》中曾有这样一个故事：有一位住在长城边的老翁养了一群马，其中有一匹马忽然不见了，家人们都非常伤心，邻居们也都赶来安慰他，而他却无一点悲伤的情绪，反而对家人及邻居们说："你们怎么知道这不是件好事呢？"众人惊愕之中都认为是老人因失马而伤心过度，在说胡话，便一笑了之。

可时隔不久，当大家渐渐淡忘了这件事时，老翁家丢失的那匹马竟然又自己回来了，而且还带来了一匹漂亮的马，家人喜不自禁，邻居们惊奇之余亦很羡慕，都纷纷前来道贺。而老翁却无半点高兴之意，反而忧心忡忡地对众人说："唉，谁知道这会不会是件坏事呢？"大家听了都笑了起来，都以为是把老头给乐疯了。

果然不出老头所料，事过不久，老翁的儿子便在骑那匹马时摔断了腿。家人们都挺难过，邻居也前来看望，唯有老翁显得不以为然，而且还似乎有点得意之色，众人很是不解，问他何故，老翁却笑着答道："这又怎么知道不是件好事呢？"众人不知所云。

事过不久，战争爆发，所有的青壮年都被强行征集入伍，而战争相当残酷，前去当兵的乡亲，十有八九都在战争中送了命，而老翁的儿子却因为腿跛而未被征用，他也因此幸免于难，故而能与家人相依为命，平安地生活在一起。

这个故事便是"塞翁失马，焉知非福"的由来。老翁高明之处便在于明白"祸兮福所倚，福兮祸所伏"的道理，能够做到任何事情都能想得开，看得透，顺其自然。顺其自然是一种处世哲学，而且是一种很好的、很受用的处世哲学。

顺其自然是人生快乐的最好的活法，不抱怨，不叹息，不堕落，胜不骄，败不馁，只管奋力前行，只管走属于自己的路。中国有句俗话叫作"谋事在人，成事在天"，而这种"成事在天"便是一种顺其自然。只要自己努力了，问心无愧便知足了，不奢望太多，也不失望。

顺其自然不是随波逐流，放任自流，而是应该坚持正常的学习和生活，做自己应该做的事情，弄明白自己的人生方向后踏实地顺着这条路走下去。有人曾经问游泳教练："在大江大河中遇到漩涡怎么办？"教练答道："不要害怕。只要沉住气，顺着漩涡的自转方向奋力游出便可转危为安。"顺其自然也是如此，它不是"逆流而动"，也不是"无所作为"，而是按正确的方向去奋斗。

顺其自然不是宿命论，而是在遵守自然规律的前提下积极探索；

顺其自然不是不作为，而是有所为，有所不为。

人生如同一艘在大海中航行的帆船，偶遇风暴是无法改变的事实，只有顺其自然，学会适应，才能战胜困难。现实生活中我们应该学会顺其自然，学会到什么山唱什么歌。

没有顾虑，烦恼便会消失

人活在红尘俗世中，自然免不了有诸多烦恼，名利场中世情琐事会接踵而至，各种烦恼也随之而来，挥之不去。

法国人有一句谚语："填不满的欲海，攻不破的愁城。"欲海难填，是对的，但愁城不破，却不一定对。忧愁和忧虑，都不是抽象的物体，而凡是具体的、看得见摸得着的，哪怕只是感觉得到的东西，其外延和内涵都是有限度的，都将有始有终，没有永远攻不破的。

所以说，"愁城"能不能破，关键在于人，在于人的认识，在于人的心态。

困惑是一种毒药，而幸福是一种能力。当一个人生活在幸福之中时，他的内心充满了欢悦，他会用积极向上的态度对待身边的任何事，即使遇到困难，也会阳光向上，用希望代替抱怨。

现在的人容易得焦虑症，因为有个时间表摆在我们的面前——几岁买房，几岁买车，几岁结婚，几岁要孩子。可人生本来就不能被预先设置好，即便我们比别人晚一步买房、买车、结婚和生孩子，天那么高高在上，也绝对不会因为我们的慢半拍而塌下来的。

因此，我们不妨仔细想一想，这个时间表究竟是人为的，还是天定的？那些世俗的幸福究竟是我们想要的，还是别人强加在我们心里的？如果这些东西都是别人设置的，那么我们完全没有必要委屈自己，规规矩矩地按照时间表去生活，也没有必要去追求那些被他人定义过的幸福，更没有必要因为自己不符合世俗的标准和要求而郁郁寡欢，忧愁满心。

曾经看过这样的广告短片：一间奢华的大房子里，女主人穿着晚礼服，在优雅地弹着钢琴，旁边的小茶几上，放着飘着热气的咖啡，窗外是一望无际的大海，虚幻缥缈。镜头一转，一位衣着朴素的妇女，正在鱼摊前使劲地刮着鱼鳞。她的身后一片狼藉，空气中似乎散发着阵阵腥味。

这两组对比鲜明的短片，无声地向我们传递出一个信息，虽然同样是女人，但她们的生活方式无疑有着霄壤之别。看过短片的人，大多都会羡慕第一个女人的高品质生活，但问题是，如果我们没有足够的经济基础，无法将奢华的生活据为己有，我们会不会怨天尤人长吁短叹呢？

答案是什么，我相信不同心境的人会有不一样的反应。不管大家的选择是什么，我们都必须意识到一点，那就是再大的抱怨和再多的哀叹都不会提升我们的幸福指数，更不会让我们过上梦寐以求的奢华生活。而且，这些庸人自扰的烦恼，只会损耗我们手中现有的幸福。

其实，人生就是要优雅从容，如果我们是一只精致的盘子，价格不菲，让人爱不释手，但千万不要这样认为："我这么精致，这么珍贵，放进来的东西一定要是拔尖的，否则就是暴殄天物，白白糟蹋了我！"因为，这样的认知会把我们自己放在一个非常被动的位置，一旦放进来的东西不够高档大气上档次，我们就会庸人自扰，觉得自己过得不幸福。

因此，正确的想法应该是——我只是一只盘子，只不过比别人精致了点，无论放什么进来，我一定要摆好姿态，把最美的造型展示出来。如此一来，不管我们遭遇到什么，都能够通过自己的努力，将处境往好的方向扭转，最后由衷地感受到一种无与伦比的幸福。

不再为打翻的牛奶哭泣

"别为打翻的牛奶哭泣"是英国一句古代的谚语，意思就是覆水难收，人没有必要为打翻的牛奶而伤害自己的情绪。关于它有一个故事：

在纽约的一所中学任教的老师给他的学生上过一堂难忘的课。

这位老师发现，许多学生总是在交完考卷后内心充满焦虑，考试完后积极地"对答案"，查看自己哪道题做错了，并常常为自己做错了的题目感到不安，从而影响接下来其他科目的考试，甚至是影响了接下来的学习。

一天，老师在实验室里为同学们讲化学实验。他把一瓶牛奶放在实验台的边缘，很容易碰掉。所有的学生都没有注意到这瓶牛奶。在实验过程中，一位学生碰了牛奶瓶，瓶子落在地上，碎了。

正当学生为打碎瓶子而不知所措的时候，老师对着全体学生大声说了一句："不要为打翻的牛奶哭泣！"

然后他把全体学生都叫到周围，让他们看着地上破碎的瓶子和淌了一地的牛奶，并一字一句地说："你们仔细看一看，我希望你们永远记住这个道理。牛奶已经淌光，瓶子已经碎了，不论你怎样后悔和抱怨，都没有办法再让瓶子复原。你们要是事先想一想，加以预防，把瓶子放到安全的地方，这瓶牛奶还可以保存下来。可是现在晚了，我们现在所能够做的，就是把它忘记，然后注意接下来要做的事情。"

老师的这番话，使学生学到了课本上从未有过的知识。许多年后，这些学生还对这一课留有极为深刻的印象。

别为打翻的牛奶哭泣，因为你的自责对事实起不到任何可以换回的作用。

在生活中，每个人都会犯错，错误在人生中随时可有，而有些错误可以改正，可以挽回，但有些过错却无法挽回，已无回天之力时，若是一直沉浸在自责与悔恨之中，那么无论有多少悔过之意，在事实面前也显得苍白无用，所承受的痛苦折磨也是无一点价值可言，甚至可以说这是一种懦弱的表现，长久下去，还会得心理疾病。

有位企业家将一项非常重要的事情交给手下自己认为信得过的心腹，结果心腹把事情搞砸了，让他蒙受了巨大的损失。在这以后，他对错误耿耿于怀，大发雷霆。结果，他失眠了好几夜，痛苦不堪，并且与手下那人的关系弄得很僵，但问题一点儿也没解决。更严重的是，这件事还让他想起了很多以前细小的挫败，他在灰心失望中折磨着自己。这种自虐的情形竟然持续了一年，直到他向一位心理专家求救后，才彻底从痛苦中解脱出来。

看吧，自责悔恨总是会给我们带来惩罚，那就是抑郁、自卑、缺乏自信、自尊、身体失调、丧失爱自己和爱别人的能力等。不能原谅别人、坚持心怀怨恨的人，同样也不能原谅自己。他们都是饱受自责情绪折磨的人。

一个女孩天性活泼好动，爱冒险，喜欢刺激，在她小时候，有一次玩冒险游戏让她差点失去左手……当妈妈抽抽泣泣地告诉她，她的左手骨折了，很有可能会因此而失去左手时，她大吃一惊，我的左手，我的左手！我的左手……她后悔去玩那个游戏，她不敢想象自己没有左手的样子……但剧烈震动引起的疼痛让她清醒过来，不能为打翻的牛奶哭泣，一下子，她明白了这句话的意思。

她对爸爸妈妈说："爸爸妈妈，这下我知道了，痛的是左手，不痛的是右手。看，我终于分清楚左右手了！"一直以来，她分不清左右手。以后，这个女孩在痛苦的治疗过程中乐观、勇敢，终于左手被成功接了起来。

试想，这个小女孩若是一直在对犯错造成的恶果悔恨不已，她放弃治疗或是没有胆量战胜疼痛，那她的左手也许将永远失去了。

因此，对于自己所犯下的错误，我们应该像对待眼中沙一样，迅速、准确地把它除去。不要责怪自己，眼睛里有异物，只会对眼睛有害。越早解决，你就会越快摆脱它所带来的痛苦，你可以试着从下面的方法中重拾信心，用更多的精力去换回错误造成的损失。

1. 不抱怨，放下错误的结果

既然错误已成事实，我们抱着结果不放，又有何用？错误和正确是相对的，有些错误不一定会带来坏结果。顺其自然，静待事物的发展，始终向前看，继续迎接生活的挑战，这些才是我们应该面对的，而非一味地抱怨、自责、悔恨，那只能牵扯我们更多的精力，让我们一直生活在过去的痛苦记忆里。

2. 勇于承担责任

在现实生活中，每一个人都扮演着不同的角色，都有不同的责任，只不过是与他的职位高低来区分责任的大小而已，如果一个人没有了责任心，他肯定会一事无成。错误已经发生，我们不能逃避责任，勇于承担责任，会让你更有勇气面对错误，承担错误，而不会用各种自责去搪塞已犯下的错。

3. 吸取教训

既然错过一次，我们就不能一错再错。不要把宝贵的时间和精力浪费在悔恨、自责和羞愧上。这些负面情绪只会阻止你改变目前的生活状态，因为它们只会让你的意识停留在过去。从过去吸取经验的意思是，基于你的意识尽可能地承认错误，分析问题，避免再犯相同的错误。所谓吃一堑，长一智。错误和挫折教训了我们，使我们变得聪明起来了，犯了错误则要求改正，改正得越迅速，越彻底，就越好。善于吸取教训，是自我总结的过程，也是一个学习的过程。记住，"教训"——是人生最好的老师。

4. 找回自信

反反复复无谓的自责，会让你一次次否定自己，让你失去信心。你要记住你一直是最好的。你的所作所为都是你当时最好的表现，即使这个"最好"是有过失或不明智的。事实上，当时你只有唯一一个选择，它受你当时意识的支配。

　　总而言之，我们要改变心态，思维放开，做一件事情的时候，尽最大努力去做好，结果无论怎样都要抱着乐观的心去接受！一件事已经努力去做了，那我们还有什么好遗憾的呢？老是让自己做事后诸葛亮，除了让自己感觉到自责和疲惫，还能有什么用呢？更不要太在意他人的批评，任何人都有批评你的权利。你要把握的是：哪些是不需要听取的批评，哪些是真正对你有益的。

第六章
乐观豁达：阳光会给你最好的疗效

悲观不光会让人自怨自艾，也会让人陷入慢性的心理疾病之中。一个悲观的人，对自己没信心，对生活没信心，对不可知的事情过度恐惧，这样的人永远无法让心理伤害自愈。只有乐观豁达，把心敞开，让阳光照进来，这些伤害才会慢慢减轻。一定谨记，任何时候，阳光的心态都会给我们带来最好的疗效。

积极的态度能治愈一切

法国科学家巴斯德曾说："辞典里最重要的三个词，就是意志、工作、等待。我将要在这三块基石上，建立我成功的金字塔。"

想要稳定自己的情绪，让人生走向成功，我们就必须像巴斯德一样，充满积极进取的态度。

有一种人身上会散发一股自然的活力，那是生命的隐性元素，更是我们无法预料的生命潜能。而开启它的唯一方法，就是用积极的态度面对生活。

美国联合保险公司业务部有个叫贝尔·艾伦的人，他一心想成为公司的王牌推销员。

有一天，他买了一本杂志回来阅读，读到一篇《化不满为灵感》的文章时，令他非常振奋，文中作者教导读者，如何利用积极的态度，实现自己的梦想。艾伦仔细地反复阅读，并在心中默念着，或许有一天可以将这个观念灵活运用在工作中。

那一年的冬天，艾伦在工作上遭遇困难时，正巧让他有了试验这个观念的机会。

在寒风刺骨的冬天里，艾伦正在威斯康星市区里沿街拜访客户，然而，运气不好的他，全都吃了闭门羹。心情烦闷的艾伦，这天晚上回到家后，用餐时间什么东西也吃不下，烦恼地翻看着手上的报纸。

忽然间，一个突如其来的念头闪过脑际，他想起了《化不满为灵感》的文章，于是兴冲冲地将剪报找了出来，仔细地重温其中的要诀，接着他告诉自己："明天我一定要试一试！"

第二天，他到公司向其他同事报告昨天的情况。当他报告时，其他与他遭遇相同的同事，个个都表现出垂头丧气的模样，只有艾伦精神饱满地说明昨日进度。

最后艾伦做了这么一个结语："放心好了，今天我还要再去拜访昨天那些客户，今天的业绩我一定会超越你们！"

不知道是幸运之神听见了他的呼唤，还是文章里的秘诀真的有效，艾伦真的实现了他的诺言。他又来到昨天到过的那个地区，再度拜访了每一位客户，结果，他一共签下了66份新的意外保险单。

积极的态度，让贝尔·艾伦为自己创造了辉煌的纪录，更让他重新燃起自信心，赶走了内心的悲观情绪。

这是许多成功者从受挫中学得的重要技巧，他们常说："采取积极的行动，才能化危机为转机。拥有积极的心态，才能看准机会点。"

生活态度积极的人，内心必定充满活力，即使是突然下起的暴雨，他也认为是上天赐予的甘霖；再大的困难他都不以为意，因为事情再麻烦，他也会笑着说："没关系，小事一件。"

还在为生活的失意或挫折而难过吗？

任何问题都会有积极的一面，都包含着创造辉煌的机会。

如果你在工作中遭遇到了一个问题，不要立刻把它当成是坏事，或者忙不迭地把它推给上司或其他同事去解决。冷静地判断问题可能产生的影响，思考问题发生的原因以及以前是否出现过类似问题。研究导致问题的环境因素，弄清楚这些因素是如何随着时间变化的。

对问题有一个前瞻性的预测，看前景会向好的方向发展还是坏的方向发展。然后，开动脑筋思考，如何才能把问题转变成一个积极的机会。

一次，新泽西州佩特森市的机械服务公司发生了不锈钢U形螺栓短缺的问题，因为它的供应商——位于新泽西州哈肯萨克市的法森奈尔公司不能及时供货。但基思·格里夫斯——法森奈尔公司一名员工，却认为这是一个振奋人心的好消息，因为这给了他一个崭露头角的机会。

次日凌晨2点，基思·格里夫斯驾车赶往位于宾夕法尼亚州斯克兰顿市的轮轴中心，早上6:30的时候，他运回了急需的不锈钢U形螺栓。这一举动令翘首以待的客户喜出望外，接下来又促成了更多的生意。自那以后，机械服务公司一直是法森奈尔公司的忠诚客户。

新西兰的一个政府机构印刷了大量的小册子，但不幸的是，小册子上的一个政府免费电话号码是错误的，结果，当小册子分发到全国各地后，错误电话号码的所有者——克利尔通信公司——遭到了公众电话的狂轰滥炸。公司的一名销售人员灵机一动，将这个令公司苦不堪言的问题转变成了一个机会。他打电话给这个政府机构，干脆将那个错误的电话号码卖给了它，此举不仅仅解决了两个组织的难题，而且从他人的错误中促成了一笔买卖。

几年前，位于佛蒙特州伯灵顿市的莱诺食品公司，一家为本·杰瑞斯公司供应干面团制作巧克力甜酥饼的公司，由于业务量急剧下滑，有25%的员工被列入了裁员计划。一群员工自发组织起来，努力寻找扭转危局的办法。最后，他们设计出了一个方案，召集员工志愿到那些需要临时帮忙的本地公司去打工，从中领取相应薪金。

公司同意保留志愿者的工作资历和福利待遇，并为那些不得不在临时工作岗位上领取较低薪金的人弥补差额。如此一来，没有人需要被解雇了。公司人力资源主管马林·戴利认为，员工们的这一举动"在一个可能发生灾难性后果的时刻，真正起了作用……它将公司所有的成员凝聚成了一个坚强的团队"。

在消极的解决方案中寻找积极的因素，退后一步，或是放长眼光，从而看清局势。权衡各种可供选择的方案，分析其利弊得失，从而确定最佳的行动路径，以及你能执行方案的那一部分内容。

朋友，看一看窗外的天空吧！你如果今天过得很不如意，想想，还有明天，把一切的不如意化为向上的动力，并积极面对往后的每一天，那么，我们便能跃过每一个低谷，永远屹立在生活的最高峰。

尊重那些不喜欢你的人

尊重，是人类社会走向文明的标志之一。在此之前，两个个体相遇，只有血腥争夺，互相厮杀。能对同类下手，就是因为没有把对方当作是和自己平等的个体来尊重。后来人类文明逐渐发展成熟，当一个孩子还小的时候，大人就会教育他要尊敬长辈。可以说，懂得尊重他人，是人类与动物的巨大差别。

我们都懂得尊重他人的道理。问题是，当我们面对的人，是比自己贫穷、失败、愚钝或者不那么漂亮的人，甚至是不喜欢你的人，你还会像对待父母、朋友、领导那样尊重他吗？有这样一个故事，说明尊重所有的人是多么理所应当的事情。

有两个推销员，约翰和乔纳森，他们经常到同一家药品杂货店推销自家公司的产品。当时两家公司正是竞争十分激烈的对手，推销员之间的业务竞争也随之白热化。

每次进店找店主前，他俩都必须先经过柜台。约翰总是面带微笑地和柜台的营业员——一个卖饮料的小男孩，主动打招呼。而乔纳森就像没看见小男孩一样，板着脸大摇大摆地径直走进店主的办公室。

有一天，约翰照例到店里推销。和小男孩寒暄几句之后，约翰去找店主。不料店主对约翰说，以后不用再来推销了，因为他认为约翰公司的产品不适合自己店。约翰只能悻悻离开。出门时，正好遇到乔纳森志得意满地进来，就像他已经预见到店主拒绝了约翰。乔纳森趾高气扬地经过小男孩，仿佛他已经成功拿下了这笔生意。

约翰沮丧地开着车在街上转悠。最后，他决定再去跟店主推销一次。到了店里时，乔纳森已经离开。这次是小男孩主动走出柜台，替约翰敲响办公室的门。店主见到约翰非常高兴，告诉他要继续购买他的商品，而且要展开长期合作。约翰喜出望外，又疑惑不解。

店主解释说，他和乔纳森先后走了之后，小男孩就到办公室里告诉他，约翰是唯一一个到店里后会跟他打招呼、尊重他的推销员。这样的人人品肯定不会差，和他做生意，会放心得多。从此以后，店主和约翰不仅成为彼此信任的生意伙伴，也成为亲密的好朋友。

叔本华说："要尊重每一个人，不论他是何等的卑微与可笑，要记住活在每个人身上的是和你我相同的性灵。"我们每个人都应该像故事中的约翰一样，尊重所有的人。这种尊重，与对方的身份地位无关，而事关我们自身的修养。如果面对不喜欢自己的人，也能以平常心尊重之，那又是人格的另一重境界了。

张良，是汉高祖刘邦的重要谋臣，凭借过人的智谋帮助刘邦夺得天下。张良年轻时，有一天在桥上散步，一位身穿粗布麻衣的老人，走到张良身边，莫名其妙地就将鞋子扔到桥下。老人对张良不客气地说："小子，下去给我捞鞋。"张良本想事不关己，但看到对方年纪老迈，于是恭敬地到桥下把鞋子捡了起来。不料老人继续刁难，径直把脚伸了出来。张良没有生气，依旧尊重地跪了下来，为老人穿好鞋。

穿好后，老人一边笑一边走开了。刚走不远，老人又折返对张良说："你这小子值得培养。五天后的黎明，到这里来等我。"五天后，张良如约来到桥边。但老人已经先到，于是大怒："和老人家见面还要迟到，五天以后再来！"

第二次，鸡刚打鸣张良就来了，哪知老人又比他先到。老人再次让他五天后再来。

第三次，张良不到半夜就等在桥边。

这次老人十分高兴，他拿出一本书送给张良，并对他说："好好研读这本书，你就有资格当上帝王的老师。十年后便可发迹。"这本书就是《太公兵法》，其中记载了大量军事思想的精华所在。果然，张良通过这本书学到了神机妙算、决胜千里的本事，成为千古留名的一代"谋圣"。

张良最初面对的，何止是不喜欢自己的人。一开始，老人甚至有些作弄、羞辱的意味，但张良维持住了自身的涵养，不仅没有暴跳如雷，反而用一次又一次的尊重赢得了老人态度的转变。当我们尊重他人的时候，他人也会受到积极的影响。

面对不喜欢我们的某个人，我们要做的不是丢掉自己的修养，同样恶意相向，而是从自身寻找原因。俗话说，没有无缘无故的爱，也没有无缘无故的恨。也许是我们自己某些地方做得不周，确实给了别人不喜欢的理由。哪怕改正以后，对方依旧不喜欢我们，那我们敬而远之就是。这样既不会玷污自我修养，又抓住宝贵的机会提升自己，岂不是一举两得的美事？

要做到懂得尊重所有的人，内心一定要简单、善良。简单就是说，要摒弃世俗的标准，不用金钱、地位、权势这些东西来衡量一个人的价值。在简单的人眼中，对方值得尊重，仅仅是因为他和自己一样，都是有血有肉的性灵。简单让我们的内心不受利益的奴役，做个善良的人。善良的人，面对他人的苛责，更容易体谅对方的处境，也更容易原谅对方，做到"心宽一寸，路宽一丈"。尊重所有人，包括那些不喜欢你的人。他们既已出现在你的生命里，尊重他们，便是尊重自己。

抱最好的设想，做最坏的打算

毫无疑问，悲观是一种负面的情绪。当我们的人生处于悲观状态时，整个人的情绪会变得非常糟糕。那为什么人会出现悲观的情绪呢?

很多人可能都会有这样的习惯：当我们面对一件尚未发生，还不可知的事情时，往往会把事情往糟糕的方面去想。这种心态看似是给自己打预防针，其实是让自己的情绪在无形中就提前蒙上了一层阴影。

有一位巡回推销员在又暗又偏僻的路上，发觉自己汽车的轮胎破了，需要更换，但他手上没有千斤顶。他看见一家农舍里透着光，于是向前走去借，但他一边走，一边心里却在反复盘算："要是没有人来应门""要是他们没有千斤顶""要是他即使有，也不借给我"……这样一想，就越想越焦躁。在农家门打开时，他一拳打了过去，嚷道："你留着你那千斤顶好了！"

这个故事讥讽那些失败主义者，读来令人发笑。但你是不是也常常这样想："事事总是不如我愿""我一定无法准时做好的""我老是把事情弄得一团糟"。

这些内心话对你一生的影响，比任何其他力量都大。不论你喜欢与否，在你的人生旅途上，这些思想就是你的领航员。要是思想灰暗悲观，你的一生也注定会是如此，因为你那些消极泄气的话根本不能给你什么支持鼓励，只会打击自信心。

简言之，要心情好，凡事就得向好的方面想。下面是一些可行的方法。

1.把忧虑和害怕的事讲出来

苏珊第一次去见她的心理医生，一开口就说："医生，我想你是帮不了我的，我实在是个很糟糕的人，老是把工作搞得一塌糊涂，肯定会给辞掉。就在昨天，老板跟我说我要调职了，他说是升职。要是我的工作表现真的好，干吗要把我调职呢？"

可是，慢慢地，在那些泄气话背后，苏珊说出了她的真实景况。原来她在两年前拿了个 MBA 学位，有一份薪水优厚的工作。这哪能算是一事无成呢？

针对苏珊的情况，心理医生要她以后把心里想到的话记下来，尤其在晚上睡不着觉时想到的话。在他们第二次见面时，苏珊写下了这样的话：

"我其实并不怎么出色。我之所以能够冒出头来全是侥幸。""明天定会大祸临头，我从没主持过会议。""今天早上老板满脸怒容，我做错了什么呢？"

她承认说："单在一天里，我列下了 26 个消极思想，难怪我经常觉得疲倦，意志消沉。"

苏珊听到自己把忧虑和害怕的事念出来，才发觉到自己为了一些假想的灾祸浪费了太多的精力。如果你感到情绪低落，可能是因为你也像苏珊那样，老是在给自己灌输消极的信息。如果是这样，建议你听听自己内心说的话，把这些话说出来或写下来。久而久之，你就会发现许多消极的念头都是多虑，你便能控制自己的思想，而不是被思想套牢了。到了那个时候，你的思想和行动亦会改变。

2. 剔除大脑中的消极词句

芙兰在心里常常对自己说："我只是个秘书。"马克则常提醒自己："我仅仅是个推销员。""只是"和"仅仅是"这些字眼不但贬低他们的工作，也贬低了他们自己。

把消极的字眼剔掉，你便能找出你给自己带来的损害。对芙兰和马克来说，"只是"和"仅仅是"正是罪魁祸首。一旦这些字眼剔除掉了，变成"我是个推销员"或"我是个秘书"，它们的含义就大为不同，而且在后面还可以接上一些积极的话，例如"我可以干得比别人好些"，这样你对生活就会充满信心。

3. 立即摆脱忧患意识

只要消极的想法一出现，你就应该用一句"停止"的口令，把它打消。

"我该怎么办，如果……"停止！

在理论上，叫停很容易办得到，但实际上做起来可并不那么简单。你必须不屈不挠，才能奏效。

文森二十多岁，未婚，在一家大公司担任行政主管，工作勤奋。他小时候母亲过世，由父亲抚养成人。父子俩相处得很融洽，但他父亲对他呵护备至，给文森填了满脑子的忧患意识。文森长大后也这样，以致凡事都要忧虑一番。

他很倾慕同部门的一位女同事，很想约她外出。但他的疑虑使他踌躇不前："跟同事约会是不大好的"，或"要是她不答应，那叫人多么难为情"。

后来文森遏止了内心的忧虑，向女同事提出约会。

女同事显得很高兴，但她随后却问："文森，为什么你等那么久才来约我？"

4. 突出积极一面

有这么一个故事，一个人去看心理医生，医生问他说："你觉得什么地方不对劲？"

"祖父两个月前去世，留给我 7.5 万元；上月一个表亲死去，留下 10 万元给我。"

"那你还有什么不开心的呢？"

"这个月我一毛钱也没得到！"

一个人情绪低落，什么事看来都是灰暗的，所以你下决心驱掉心魔之后，应该立刻以积极进取的思想填补。

有个人这样述说自己的体验："每天晚上，我躺在床上总是睡不着，思潮起伏：我对孩子是不是太苛刻？客户打来的电话我回了没有？"

"最后，我实在忍受不住了，干脆不去想令人心烦的事，而是回想和珍妮在动物园一起度过的快乐时光，我记得她对着猩猩大笑的样子，不久我脑海里全是美丽的回忆，很快进入梦乡。"

5. 改变自己的思考方向

你可能会有这样的经验：一天下来，你感到不大开心，但突然有人对你说："我们出去逛逛吧？"还记得当时的心情怎样豁然开朗起来吗？改变思考方向，心境也会轻松起来。

现在就把自己的思考方式改变一下。你精神紧张是因为有项工作必须在星期五完成，而你打算在星期六和朋友一起去买东西。那么就把自己的心情由"星期五的工作"转为"星期六的寻乐"吧。

你应该多练习这种技巧，把痛苦焦虑的心情转化为积极解决难题的态度。要是你乘飞机老担心发生空难，那么就在飞机起飞或降落时，专心观察机场附近的灯火和道路织成的图案。在飞行途中，想一些地面上能分散你精神的事。

改变你的思考方向，你便能学会从不同的角度来看自己和周围的事物；要是有一件事你认为是可做的，改变思考方向可增加你成功机会。处事乐观推动你向前，而忧虑则会使你陷于困境。

我们知道人的想法不同时，他们的感觉和行动也会不同。这主要在于人能不能控制自己的思想。正如诗人密尔顿在《失乐园》中所写的："思想……能令天堂变地狱，地狱变天堂。"

情绪的好坏最终的选择权在我们自己身上，凡事往好的方向去，我们的情绪便是人生的助推剂，凡事往糟糕的地方去想，我们的情绪便会成为拖累我们的绊脚石。

让自信给你带来正能量

面对悲观的情绪时，治疗它的最好药物是什么？

答案是"自信"。一个人只要拥有了自信的心态，那么他不但能够克服生活中的悲观情绪，还会让自己变得更加强大。

伟人都对自己拥有超乎常人的信心。英国诗人华兹华斯毫不怀疑自己在历史上的地位，也不耻于谈论这一点，也预见到自己将来的名声。恺撒一次在船上遭遇暴风雨，艄公非常担心，恺撒说："担心什么？你是和恺撒在一起。"

命运给我们在社会等级上安排好了一个位置，为了不让我们在到达这个位置之前就跌倒，它要让我们对未来充满希望。正是由于这个原因，那些雄心勃勃的人都带有过分强烈的"自以为是"的色彩，甚至到了让人难以容忍的地步，但这却是为了让他获得继续向前的动力。一个人的自信正预示着他将来的大有作为。

从道德方面看，去相信那些充满自信的人，也是一种保险的做法。如果一个人开始怀疑自己的正直诚实，那么，这离别人对他产生怀疑也为时不远了。道德上的堕落，往往最先在自己身上露出了征兆。

今天的人成天马不停蹄地忙碌着，他们没有时间去小巷子里寻找那些埋名隐姓的大师，而宁可相信一个小人物对自己的评价，除非有一天能够证明他的确不行。今天的世界是一个尊崇勇气和胆量的世界，一个凡事总爱抱怨，总习惯用糟糕情绪去面对的人，也会是别人眼中的失败者。

德国哲学家谢林曾经说过："一个人如果能意识到自己是什么样的人，那么，他很快就会知道自己应该成为什么样的人。但他首先在思想上得相信自己的重要，很快，在现实生活中，他也会觉得自己很重要。"

对一个人来说，重要的是我们能够说服他相信他自己的能力，如果做到这一点，那么他很快就会拥有巨大的力量。

"固然，谦逊是一种智慧，人们越来越看重这种品质，"匈牙利民族解放运动的领袖科苏特说，"但是，我们也不应该轻视自立自信的价值，它比任何个性因素都更能体现一个人的男人气概。"

英国历史学家弗劳德也说："一棵树如果要结出果实，必须先在土壤里扎下根。同样，一个人也需要学会依靠自己，学会尊重自己，不接受他人的施舍，不等待命运的馈赠。只有在这样的基础上，才可能做出成就。"

青年人应该培养自己的自尊，使自己超越于一切卑贱的行为之上，从而与各种各样的侮辱与不体面绝缘。

在一次法庭辩论上，作为辩护律师的库兰说："我研究过我收藏的所有法学著作，都找不到一个这样的案例——在对方律师反对的情况下，还可以预先确定某项条件，这样的事情从来没有发生过。"

"先生——"主审的罗宾逊法官打断了他的话。这位法官是因为写过几本小册子才得到现在的职位的，但那些书写得非常糟糕，粗俗不堪。他接着说："我怀疑你的图书馆藏书量不够。"

"确实，先生，我并不富裕，"年轻的律师十分镇定，他直视着法官的眼睛，"这限制了我购书的数量。我的书不多，但都是精心挑选，而且是仔细阅读过的。我阅读了少数精品著作，而不是去写一大堆毫无价值的作品，然后才进入这一崇高的职业领域的。我并不以我的贫穷为耻，相反，如果我的财富是因为我卑躬屈膝，或是用不正当手段获得的，那我会真正感到羞愧。我或许不能拥有显赫的地位，但我至少保持了人格上的正直诚实。倘若我放弃正直诚实去追求地位，眼前就有很多的例子告诉我，这么做或许会让我得到所需要的东西，但在人们的眼里，我却只会显得更加渺小。"

从此以后，罗宾逊再也不敢嘲笑这位年轻的律师了。

"依靠自己，相信自己，这是独立个性的一种重要成分。"米歇尔·雷诺兹说道，"是它帮助那些参加奥林匹克运动会的勇士夺得了桂冠。所有的伟大人物，所有那些在世界历史上留下名声的伟人，都因为这个共同的特征而同属于一个家族。"

只有自信与自尊，才能够让我们感觉到自己的能力；其作用是其他任何东西都无法替代的。而那些软弱无力、犹豫不决、凡事总是指望别人的人，正如莎士比亚所说，他们体会不到也永远不能体会到，自立者身上焕发出的那种荣光。

用乐观埋葬你的痛苦

人的一生要经历无数的风风雨雨，快乐与痛苦并存，顺境与困境交错。如果我们总是把挫折看成是绊脚石，那么将很难度过当下的逆境；但如果我们将挫折看成是铺路石，那绝对会顺利渡过难关。因此，我们应该始终保持笑对人生的积极心态，用乐观精神将人生道路上遭遇的挫折、痛苦埋葬。

舒佳艺是一个单位的普通员工。有一次，她对朋友说，她打算向单位请几天假，一个人去云南丽江旅旅游，散散心。朋友听了之后，连忙鼓励她尽早出发，因为，朋友知道她最近刚和自己结婚十来年的老公离婚了，工作上也一直霉运连连，颇不得志。为此，她的心情一直很压抑，每天都茶饭不思，睡眠质量更是一塌糊涂，个把月下来，人都瘦了一大圈儿。

其实，她身边的亲朋好友早就看不过去了，纷纷劝她不要老是一个人闷在房间里，也应该给自己的心情放个假，多出去走走看看，接触一下外面的世界，让生活的颜色重新明亮起来。

所以，当朋友听到她要出去旅游散心的时候，确实高兴得快要跳了起来。

每一个人都无法避免人生中的困难与挫折，我们唯一能做的，就是改变自己的心态。只要拥有乐观的态度，我们总能找到快乐的情绪，只要我们乐观地面对人生，不论遭遇怎样的痛苦或磨难，我们都会发现生活处处充满着能驱除内心阴霾的灿烂阳光。

舒佳艺在生活处于一团痛苦的时候，选择外出旅游，释放自己的忧愁，不得不说这其实就是一个乐观之举。她没有任由自己负面消极的情绪称王称霸，而是选择敞开心扉，笑看人生，松弛一下脑子里紧绷的神经。如此乐观的生活态度不仅让她重获生机，也让身边的亲朋好友跟着安心。

法国作家大仲马曾说："人生是一串由无数小烦恼组成的念珠，乐观的人是笑着数完这串念珠的。"快乐是一天，不快乐也是一天，既然我们无法阻止小烦恼的诞生，何不拿出自己积极向上的乐观精神，微笑着面对生活中的痛苦和哀愁呢？只要我们努力寻求排遣内心苦闷的方法，洒脱地跟痛苦说拜拜，我们的情绪又何愁不变好呢？

放眼古今中外历史，许多伟大人物都有笑看人生的乐观精神。比如，惨遭宫刑的司马迁，非但没有颓废潦倒，反而在狱中奋笔疾书，最后写下被鲁迅先生赞为"史家之绝唱，无韵之离骚"的著作——《史记》；双目失明双耳失聪的海伦·凯勒，并没有被残酷的命运击倒，而是奋发向上，乐观地面对生活，最后自学成才，写出《假如给我三天光明》。

由此可见，再大的痛苦也不过就是高山上的冰雪，一旦被乐观的阳光所照射，它最终还是会慢慢消融，直至成为一道涓涓细流，滋润抚慰人的心灵。

江风是一个非常热爱生活的男人，他让人最佩服的一点是，不管他在生活中遇到什么天大的倒霉事，他绝对不会让自己沉溺在悲观消极的情绪里超过一刻钟。

他总是对自己说："不开心的感觉就算只有一分钟，也让人感到难受。"因此，他凡事不较真，为人随和豁达，一旦意识到自己处于难受的状态，他会立刻跳出这个糟糕的坏心情，努力为生活找点乐子，给心情放个假，博自己一笑。

有一次，他在撰写稿件的时候，写着写着，突然感到有点口渴，于是准备起身给自己倒杯水。没想到，他抬脚的时候一不小心绊到了地上的电源，电脑的电源插头啪的一声从墙壁上的插座上掉了下来。这一下，可把江风给吓呆了，因为他辛辛苦苦撰写的文档，还没来得及保存。真是欲哭无泪，他深深地叹了一口气，决定先把这件事扔在一旁，喝水解渴才是正事。

喝完水后，他重新插上电源插头，打开电脑，撰写的稿件果然一个字都没留住。但他现在一点也不想再继续写下去了，明显没有心情和状态。于是，他干脆选择放松自己的心情，点开了电脑桌面上的千千静听，又给自己泡了一杯香浓的咖啡。就这样，他一个人静静地坐在沙发上，一边慢慢地品味着香醇的咖啡，一边细细聆听着他最爱的乐队 Beyond 的歌曲。

一个下午就在这种轻松闲适的氛围中过去了，江风的心情明显有了好转。他神清气爽地再次打开电脑上的 Word 文档，指尖在键盘上飞快地起舞，此刻的他思绪清明，文思泉涌，一个半小时的工夫，他就完成了这篇长达 3000 字的稿件。

以后，每次一提到这个事儿，江风就显得非常得意。他认为，不管遭遇什么痛苦，乐观绝对是最好的良药，人一旦轻松快乐起来，多给自己一点微笑，做什么事都事半功倍。

我们要始终保持从容乐观的心态。在困难面前不低头，在挫折面前，要从容面对。唯有如此，我们才能收获良好的情绪。

在英国的一个小农场里，生活着莱恩一家。虽然莱恩凭借健康的身体每天起早贪黑地工作，但仍然不能使农场生产出比他的家庭所需要的更多的产品。这样的生活年复一年地过着，直到莱恩患了老年全身麻痹症，卧床不起，几乎失去了生活能力。

凡是认识他的人都确信，他将永远成为一个失去自由和希望的病人，他不可能再为这个家做些什么了。可是，莱恩却不这么想，他的身体是不能动弹了，但是他的心态并没有受到影响。他在思考、在计划。他要用另一种方式供养他的家庭，他不想成为家庭的负担。

他把他的计划讲给大家听，他说："我很遗憾，再也不能用我的身体劳动了，所以我决定用我的头脑从事劳动。如果你们愿意的话，你们每个人都可以代替我的手、脚和身体。我的计划是把我们农场的每一亩地都种上玉米；再用所收的玉米喂猪；当我们的猪还幼小时，就把它们宰掉，做成香肠，然后把香肠包装起来，取一个我们自己的名字，送到零售店出售。"他低声轻笑，接着说道，"也许这种香肠会在全国像热糕点一样出售。"

莱恩说出了一句最成功的预言。这种香肠确实出售了！几年后，"莱恩乳猪香肠"竟成了家庭生活的日常用语，成了最能引起人们胃口的一种食品。他躺在床上看到自己成了百万富翁很高兴，因为他是一个有用的人。

　　莱恩以自己的经历撰文，给那些因为生理残障而绝望的病人，其中有这样一句话：如果人生交给我们一个问题，它也会同时交给我们处理这个问题的能力，而绝不会使我们陷入窘境。每当我们受到阻碍不能正常地发挥我们的能力时，我们的能力就会随之变化。即使你的身体处于一种极不好的状态中，只要你的情绪是好的，你仍然可以过着对社会有用的幸福生活。

　　因此，身体的残疾不是最可怕的，最可怕和危险的是一个人的情绪失衡。以前有句俗语：身体是革命的本钱，现在应该说：情绪是"革命"的本钱。一个各方面都健康的人，如果他不能以"健康"的情绪去面对生活，坏情绪很容易将他打垮。

　　保罗有一个温暖的家、温柔的妻子和高薪的工作，然而他的情绪却非常消沉。他总是感到呼吸急促、心跳加快、喉咙也像长了什么东西一样。医生劝他在家休息，暂时不要工作。他反而认定自己身体的某个部位有病，快要死了，甚至为自己选购了一块墓地，并为他的葬礼做好了准备。一段时间之后，并没有更坏的事情发生，但是由于恐惧，他仍然心神不宁，体重骤减，甚至感到所有的病症更加明显。这时他的医生命令他到海边去度假。

　　由于带着心里的死结，海滨之旅使他的恐惧感有增无减。一周后他回到家里，开始静等着死神降临。

　　保罗的妻子也对他的样子充满了疑问，但她不愿意莫名其妙地等待，于是将他送到了一所有名的医院进行全面的检查。医生笑着告诉他："你的身体壮得像头牛，你的症结是吸入了过多的氧气。"面对令保罗瞠目的诊断结果，他将信将疑地问："我该怎么办呢？"

医生说："当你再感觉到这种不适时，可以暂时屏住气，或拢起双手放到嘴前向掌心呼气，也可以用这个。"医生递给他一个纸袋，他就遵医嘱行事。结果他所有的症状都不复存在了，离开医院时他已是一个非常愉快的人。

当他重新坐到办公桌前时，他不知道应该感谢自己的妻子还是医生，但有一个答案是确凿无疑的：好身体难敌坏心态。

以上事例说明：一个身体完全健康的人如果没有良好的心态，整天疑神疑鬼不但影响正常的工作，而且很可能毁了自己的生活。反之，一个身体虽然有某些缺陷，但自始至终拥有积极心态的人，不但自己生活充实，而且还能做出有益社会的事情。

路有升沉进退，人有悲欢离合。从容乐观是一种对人生的透彻把握，不管是谁，只要能以平和心态面对一切，闲看天边云卷云舒，笑看庭前花开花落，必能摆脱是是非非、纷纷扰扰。也只有这样，才能善待自己，善待生活，善待人生，善待生命。

我们每天都面临不同的处境，注定我们要用一个从容乐观的心态去面对，适时地调节自己的情绪。我们要明白，人生的路本来就坎坎坷坷，没有什么可以破坏我们的好心情。我们需要的是健康和谐的精神状态和生活方式。

古人云："事从容则有余味，人从容则有余年。"庄子说我宁愿做一只拖着尾巴在泥潭里自由地爬来爬去的乌龟，也不愿做庙堂上华贵包装的乌龟壳，为的是不愿失去从容的生活。陶渊明不为五斗米折腰，为的是能享受"采菊东篱下，悠然见南山"的从容。从容的心境带来从容的生活。我们要想有个好脾气，就不要对生活提出苛刻的要求，要根据我们自身的实际情况来面对和处理身边的事情。一切要顺其自然。

确实，生活中的痛苦和失意随处可见，要是我们老被这些烦心事困扰、纠结，最后除了深陷情绪的泥沼无法自拔外，实在没有其他比较完美的结局。既然这样，我们还不如洒脱一点，笑看人生的起起伏伏和酸甜苦辣，正所谓"兵来将挡，水来土掩"，痛苦若是执意要敲开我们的门，那么我们为什么不用乐观和微笑来阻止它呢？

接受已经发生的事实

微博上火过这样一段话："生活就像一出现场直播的精彩大戏，我们都是没有彩排的演员，虽然每天都会发生许多未知的酸甜苦辣的故事，但是生活还要继续。"

这句话告诉我们生活不能重来，没有必要为打翻的牛奶哭泣，接受现实，每一个人都需要向前看。虽然，有时候我们会和麻烦、挫折不期而遇，陷入悲伤难过的情绪是人之常情，但无论我们用何种方式表达自己的不愉快，既定的事情已经成为事实，谁也没有办法能让时间倒退，重新来过。

因此，与其陷入自怨自艾的情绪中不可自拔，不如拨开沉重的迷雾，接受不可避免的现实，勇敢乐观地看向远方，风雨过后的彩虹总有一天会展现在我们的眼前。况且，塞翁失马焉知非福？苦难其实是化了妆的幸福，只要我们勇于接受，快乐地向前走，幸福就会来敲门。

如果我们不敢接受直面事实，而是不断抱怨生命中遇到的挫折的话，我们就会产生一连串内在的矛盾，进而忧虑、紧张、急躁、神经质。有时候甚至为了逃避现实世界中的不愉快，退缩到一个我们自己所幻想的美好世界里，这样做未免得不偿失。所以，我们一定不能因为眼前一时的困境，而放弃日后长久的快乐和幸福。

面对糟糕的事情，不要惧怕，因为你的身体里充满着连你自己都想不到的超能量。这世上没有过不去的火焰山！关键是你要勇敢地正视它，然后用冷静的头脑战胜它。我们应最大限度地认清事实，并且毫不迟疑地接受不可改变的事实，只有勇敢跨过眼前现实的这丛荆棘，我们才有机会摘到荆棘背后娇艳动人的玫瑰花。

卡瑞尔公式的全称是卡瑞尔万灵公式，内容指的是：唯有强迫自己面对最坏的情况，在精神上先接受了它以后，才会使我们处在一个可以集中精力解决问题的地位上。

下面就给大家讲一讲这个公式的方法，它是关于一个叫维奇·卡瑞尔年轻人的故事。

"那时，我在纽约州巴法罗城的巴法罗铸造公司工作。我必须到密苏里州水晶城的匹兹堡玻璃公司——这个工厂花了好几百万美元，去安装一架瓦斯清洁机，以清除瓦斯燃烧的杂质，使瓦斯燃烧时不至于烧到引擎。我到密苏里州水晶城工作的时候，很多事先没有想到的困难都发生了。但在那种情况下，我无法退缩，经过一番调试之后，机器可以使用了，可是效果并不像我们所保证的那样好。

"一种失败感困扰着我，我觉得好像有人在我头上重重地打了一拳。后来我便想出一个不需要忧虑就可以解决问题的办法，结果非常有效。这个办法非常简单，任何人都可以使用，它共有三个步骤：

"第一步，首先不要畏惧。认真地分析整个情况，然后找出万一失败后可能发生的最坏情况是什么。没有人会把我关起来，或者把我枪毙，这一点很清楚。不错，可能我会丢掉工作，也可能我的老板会把整个机器拆掉，使投下去的两万美元付诸东流。

"第二步，找出可能发生的最坏情况之后，让自己在必要的时候能够接受它。我对自己说，这次失败，在我的人生记录上会是一个很大的污点，我可能会因此而丢掉工作。即使真的如此，我可以重新找到一份工作，事情也可能比这更糟。至于我的那些老板，他们也知道我们现在是在试验一种清除瓦斯的新方法，如果这种实验要花他们两万美元，他们还付得起。他们可以把这个账算在研究费上，因为这只是一种实验。

"当我分析了可能发生的最坏情况，并让自己能够接受之后，有一件非常重要的事情发生了。我马上轻松下来，感受到几天以来从来没有经历过的一种平静。

"第三步，从这以后，我就准备平静地接受可能发生的最坏的结果，把时间和精力用来改善我所要面对的困难。

"我努力找出一些办法，以减少我们目前面临的两万美元损失。我做了几次实验，最后发现，如果我们再多花 5000 美元，加装一些设备，我们的问题就可以解决了。我们照这个办法去做，公司不但不会损失两万美元，反而可以赚 1.5 万美元。我把这个想法告诉了老板，老板同意了。

"事后，我想如果当时我一直担心下去的话，恐怕不可能做到这一点了。因为忧虑的最大坏处就是摧毁我集中精神的能力。当我们忧虑的时候，我们的思想就会到处乱转，从而丧失做出决定的能力。然而，当我们强迫自己面对最坏的情况，并且在精神上先接受它之后，我们就能够面对所有可能的情形，使我们可以集中精力解决问题。"

这个故事很长，我们总结出卡瑞尔公式成功的三点就是：

第一步，找出可能发生的最坏情况是什么。

第二步，让自己能够接受这个最坏情况。

第三步，有了能够接受最坏的情况的思想准备后，就平静地把时间和精力用来试着改善那种最坏的情况。

而从心理学上看，它能够帮我们从那巨大的灰暗云层中挣扎出来，让我们不再因忧虑而盲目。这样在心理上你就能发挥你的新能力。当我们接受了事情最坏的可能后，就不会再损失什么，也就是说，一切可以重新开始获得。就像卡瑞尔说的："接受了最坏的情况后，我马上轻松下来了。感觉到几天以来从未有过的平静。然后，我又能重新思考了。"

对必然要发生的事轻快地承受，就像杨柳承受风雨，在风雨的洗礼下，杨柳只会迸发出更加强劲的生命力，摇曳得更加多姿多彩。我们还要秉持着水一样的柔软圆融，像水适应各种容器一般，去适应现实，接受现实，从现实的尘埃中开出一朵灿烂美丽的花儿！

而在这一切结束之后，我们若再回想起那段日子，时常会有这样的感叹："真不敢想象，我是怎么过来的啊！""现在想起来还后怕！""现在再让我做那些事，我肯定不敢了。"等等。其实，此刻的我们并不是能力、毅力不如那个时候，唯一的差别是：在那样的环境下，我们的潜能得到了最大的发挥。我们像一根弹簧，不管生活带给我们多少的重压，我们都能用力地弹回去，让生命重现轻松舒展的姿态。

那么，面对未知的将来，还有什么可畏惧的呢？平淡，坦然地接受一切暴风雨的袭击，坚强的我们，身体里储备着无限的能量会带我们走过这段崎岖的路程。若是因为惧怕和悲观的态度被偶尔出现的挫折、麻烦打败，只会让我们因小失大，没法领略风雨过后愈加晴朗澄澈的蓝天！

所以，面对不可避免的现实，你如何选择自己的心情？相信你的心中已经有了自己的答案了。

远离自卑，让信心不再受伤

古话说：天下无人不自卑。也就是说无论圣人贤士，富豪王者，抑或贫民寒士，贩夫走卒，在孩提时代的潜意识里，都是充满自卑感的。但你若想控制自己的情绪，成就自己的人生，那就必须战胜自卑感。

产生自卑的两种原因：一是孩提时代，都有自己是"弱小"的感受；二是社会对男女体格、品格有一种过于完美的追求倾向，使每一个男孩女孩都有一种自愧不如的自卑感觉。还有一些实际产生自卑的原因，如从小家境不好，教育不当，或是受压抑，身心不畅，或是受蒙昧，身心未得到开发，很少有条件和机会培养自信心，以致后来在人生道路上遭受挫折和失败的打击过多，感到自我的渺小和无奈，因而怀疑自己的力量，产生自卑感。

十几年前，他从一个仅有二十多万人口的北方小城考进了北京的大学。上学的第一天，与他邻桌的女同学第一句话就问他："你从哪里来？"而这个问题正是他最忌讳的，因为在他的逻辑里，出生于小城，就意味着小家子气，没见过世面，肯定被那些来自大城市的同学瞧不起。

就因为这个女同学的问话，使他一个学期都不敢和同班的女同学说话，以致一个学期结束的时候，很多同班的女同学都不认识他！

很长一段时间，自卑的阴影都占据着他的心灵，最明显的体现就是每次照相，他都要下意识地戴上一个大墨镜，以掩饰自己的内心。

20 年前，她也在北京的一所大学里上学。

大部分日子，她也都在疑心、自卑中度过。她疑心同学们会在暗地里嘲笑她，嫌她肥胖的样子太难看。

她不敢穿裙子，不敢上体育课。大学结束的时候，她差点儿毕不了业，不是因为功课太差，而是因为她不敢参加体育长跑测试。老师说："只要你跑了，不管多慢，都算你及格。"可她就是不跑。她想跟老师解释，她不是在抗拒，而是因为恐慌：自己肥胖的身体跑起步来一定非常愚笨，一定会遭到同学们的嘲笑。可是，她连向老师解释的勇气也没有，茫然不知所措，只能傻乎乎地跟着老师走。老师回家做饭去了，她也跟着。最后老师烦了，勉强算她及格。

在曾经播出的一个电视晚会上，她对他说："要是那时候我们是同学，可能是永远不会说话的两个人。你会认为，人家是北京城里的姑娘，怎么会瞧得起我呢？而我则会想，人家长得那么帅，怎么会瞧得上我呢？"

他，现在是中央电视台著名节目主持人，经常对着全国几亿电视观众侃侃而谈，他主持节目给人印象最深的特点就是从容自信。他的名字叫白岩松。

她，现在也是中央电视台著名节目主持人，而且是第一个完全依靠才气而丝毫没有凭借外貌走上中央电视台主持人岗位的。她的名字叫张越。

"自卑感"所下的定义是一种阻碍自己成功的情绪障碍。自卑感是无形的敌人，你必须设法战胜它，否则它所造成的危害及信心丧失、自我意识过强、不安、恐惧等种种并发症，都会为你带来不必要的困扰。

自卑是一种自己放弃的心态，是一种无所作为，什么都不敢尝试的心态。

我们越研究那些有成就者的事业，就越加深刻地感觉到，他们之中有非常多的人之所以成功，是因为开始的时候有一些事情会阻碍他们的成功，促使他们加倍地努力而得到更多的报偿。正如威廉·詹姆斯所说的："我们的缺陷对我们有意外的帮助。"

不错，很可能密尔顿就是因为眼睛失明了，才能写出更好的诗篇来，而贝多芬也是因为失聪了，才作出了更好的曲子。海伦·凯勒之所以能有光辉的成就，也许就是因为她的视觉和听觉缺陷。如果柴可夫斯基不是那么痛苦——而且他那个悲剧性的婚姻几乎使他濒临自杀的边缘，如果他自己的生活不是那么悲惨，他也许永远不能写出他那首不朽的《悲怆交响曲》。

不管心理障碍大与小，我们总有灵验无比的"药方"来对待它，这个药方，便是停止消极思想，多回忆一些积极的事情。

对自己充满信心，就是给你的人生增添一步成功的途径。一个想成大事的人，首先要战胜自卑感，树立起信心，充实而坦然地面对生活。当我们拥有这样的心态和情绪之后，我们还会担心自己永远无法企及成功吗？

第七章
情绪掌控：平静的人生最治愈

掌控情绪是增强自愈力的高级阶段。一个人如果能够掌控自己的情绪，那他一定也是一个有着超强自愈力的人。因为心理投射出来的表现就是情绪。愤怒、悲伤、失落，这些糟糕的负面情绪是心理疾病的多种诱因，假如你能够控制住自己的情绪，做情绪的主人，那负面情绪便能得到及时清除。就如同身体的免疫系统一样，每次病毒出现，它总能及时维持身体的健康。只要你能掌握自己的情绪，那所有的麻烦都会被你的自愈力解决。

控制情绪，而不是被情绪控制

一位哲人曾经说过：一个人的情绪就是一个人真正的主人，要么去驾驭生活，要么是生活驾驭你，而你的情绪将决定谁是坐骑，谁是骑师。

你是否也有过这样的经历：考试前焦虑不安、坐卧不宁？被老师、父母批评后更不思进取、自甘堕落？和朋友争吵后，上街乱逛并买一堆多余的东西泄愤呢？

你偶尔有这样的情绪不要紧，如果经常这样，可就得注意了！因为不知不觉中，你已经成了"情绪"的奴隶，陷于情绪的泥淖而无法自拔，所以一旦心情不好，就"不得不"坐立不安，"不得不"旷工、"不得不"乱花钱、"不得不"酗酒滋事。长期下去，会扰乱了自己的生活秩序，也会干扰了别人的工作、生活。

潮起潮落，月圆月缺，雁来雁往，花开花谢，世界万物都在循环往复的变化中，又何况我们人类呢？所以有情绪并不可怕，可怕的是不会管理情绪。

就让我们来学会如何管理情绪吧。心平气和地对待一切事物，这样我们的情绪才会保持在一种良好的状态下。如果我们为别人带来风雨、忧郁、黑暗和悲观，那么他们也会报之以风雨、忧郁、黑暗和悲观。相反，如果我们为别人献上欢乐、喜悦、光明和笑声，他们也会报之以欢乐、喜悦、光明和笑声。如果我们学会控制情绪同时也能体察别人的情绪变化，这样就更容易驾驭情绪。宽容别人的同时更会使自己保持一份好的心情。

每人心中都有把"快乐的钥匙"，但我们却常在不知不觉中把它交给别人掌管。一位销售员抱怨道："我活得很不快乐，因为我经常碰到糟糕的客户。"他把快乐的钥匙放在客户手里。一位职员说："我的老板很苛刻，叫我很生气！"他把钥匙交在老板手中。一个成熟的人会握住自己快乐的钥匙，他不期待别人使他快乐，反而能将快乐与幸福带给别人。

弱者任思绪控制行为，强者让行为控制思绪。当我们纵情得意时，要记得挨饿的日子；当我们扬扬得意时，想想竞争的对手；当我们沾沾自喜时，不要忘了那忍辱的时刻；当我们自以为是时，看看自己能否让风驻足。正如奥格曼狄诺所说："学会掌握情绪，做情绪的主人，是人生前行的关键。"

马琴力是美国前副总统，一天，一个议员带着几个人冲进他的办公室，向他提一项抗议。议员的脾气尤其大，开口就用难听的话咒骂他。而马琴力却异常平静，一点也不动怒，耐心地让这些人发泄怒气。等他们一个个说得筋疲力尽，他才用温和的口气问："现在你们觉得好些了吗？"然后，他开始向他们解释自己为什么要做那项决定，为什么不能更改。

他平和的态度，使那个议员立刻为自己粗暴的指责脸红了，意识到自己的观点的确站不住脚。如果马琴力在议员粗暴地指责时做竭力的解释，那会导致一场激烈的争吵。马琴力凭着他控制自己、管理自己的心灵的能力，赢得了那项决议的实施。

可以看出，当我们感到有压力时，我们应学会把压力情绪分解，避免在一个时期承担太重的压力。通常我们向目标迈进的过程就像上楼一样，一次是绝对蹦不上顶层的，相反蹦得越高就摔得越狠，所以，必须一步一个台阶地上去。马拉松世界冠军山田本一将大目标分解为多个易于达到的小目标，每前进一步，达到一个小目标，就使他体验了一次"成功的感觉"，而这种"感觉"强化了他的自信心，又推动他稳步发挥去达到下一个目标。可见，"成功的感觉"源自对情绪的管理。

美国著名心理学家丹尼尔提出：一个人的成功，只有 20% 是靠智商，80% 是凭借情商而获得。而情商管理的理念即是用科学的、人性的态度和技巧来管理人们的情绪，善用情绪带来的正面价值与意义帮助人们成功。

现在，很少有人注意自己的情绪变化给生活带来的负面影响。不管是好情绪，还是坏情绪，总随着自己的心情即兴发挥，当坏情绪到来时，往往得罪了朋友，而且自己也变得不快乐起来，不仅失去了朋友，自己心情还糟糕，真是不划算的事情。

所以，我们要经常注意自己的情绪，注意自己所处的精神状态。当自己心情愉悦时，生活看起来既幸福又美满，觉得自己一天到晚都充满快乐。这时，任何事物在自己的心中都会感觉不错。一些生活琐事也能得到圆满解决，与别人之间的关系也是融洽快乐的。

反之，当我们情绪低落的时候，生活变得是那么严峻和残酷，我们可能感觉生活到处都是危机，总会主观地臆断周围的人和物，总感觉眼前的一切都是不怎么协调，什么也看不顺眼，总感觉别人怀有不可告人的丑恶动机。

其实，这时的真实情况是自己被自己的不良情绪迷惑了。等过了心理的低谷之后，我们的心情可能又发生了变化：自己有一个美丽而深爱自己的妻子，还有那可爱听话的孩子，自己的前途也很乐观……一切都变得积极起来。

在日常生活中，很多人不习惯转换情绪，好的时候一切都好，坏的时候一切都坏，这使我们失去了准确判断是非的标准，做事只凭我们的感觉行事，任由坏情绪左右我们的心灵。遇到好情绪的时候，任由高兴的心情纵横驰骋，甚至还会有些盲目乐观；遇到坏情绪的时候，任由低落和坏心情流满我们的心田。这样，我们自己的生活不能由自己做主，任由情绪来左右我们的一切。一会儿生活在天堂里，一会儿又生活在地狱里。

其实，我们在没有人的时候应该冷静一下自己。细想一下，自己就会发现，生活绝不会像自己心情很坏时所认为的那样消极和沮丧。根本的原因在于我们的主观臆断，我们总可以不发脾气，不说感到失落，不说丧气话。而不要以为自己心情不好，就有了放纵自己的借口。

俗话说：不以物喜，不以己悲。好心情总可以由我们来选择，当遇到不高兴的时候，我们要立刻提醒自己："把它看得简单一些：这是不可避免发生的情况，让时间的流失去冲淡一切吧。等事情过去了，自己就不会耿耿于怀了。"

学会转变坏情绪，就是要我们心情好的时候对生活感恩；生活不好时，要看得开，想得远。

学会自我调节，对一个人来说具有重要的意义。我们很可能只是因为生活中的一点毫不起眼的小事，就在自己的大脑中留下了难以释怀的偏激，这可能影响我们对以后事物的正确判断。我们要善于从不合理的生活状态中脱离出来，任何事物不要完美，只要求更好就可以了。

特别对一些就业压力很大、临近毕业的大学生来说，更要学会自我调节。从很多大学发生学生自杀事件以来逐步意识到，大学生学会调节压力，调节情绪，学会自我心理保健无疑是他们的另一必要本领。还有一些生活在工作高压之下的女性白领，更是如此，否则，一些由不良情绪引起的疾病会随时找上门来，像胃溃疡、心脏病、高血压等。

学会自我调节，可以使我们的生活更轻松、更愉快。我们就会远离那些忧郁、悲痛、焦虑等不良的情绪，而不至于失去心理平衡。所以说，善于疏导自己的情绪，正确面对现实，以正确的态度适应各种环境和问题，增强自己的承受力，我们才能保持持久的快乐。

另外，自我调节既然如此重要，那么如何进行自我调节呢？当我们抑郁的时候，可以多参加一些业余活动，如：郊外旅游、唱歌、游泳和跳舞等。当然还可以多参加一些社交活动或一些聚会，甚至还可以直接找心理咨询师咨询。

情绪是我们生命的一部分，就像我们的手与脚、像我们积累的经验和知识一样，是可以为我们服务的。我们要妥善发挥情绪的作用，不做情绪的奴隶，而成为情绪的主人。只有做情绪的主人，我们才能形成"不以物喜，不以己悲"的心态，遇事不恐慌、不激动，保持一颗平和心，更好地享受当下的生活。

消极情绪是怎样毁掉一个人的

有两个人到非洲去卖鞋子。一个人看到非洲遍地赤脚，大家都不穿鞋子，悲哀地感叹大事不妙，自己的鞋子肯定卖不出去。于是没有一分钱，空手而归，还亏了来这一趟的路费。而另一个人看到同样的景象，大喜过望。他想，大家都不穿鞋子，每个人买一双，自己岂不就发财了。于是他努力推销，成为远近闻名的富翁。

这是一个不同情绪带给人们不同结果的故事。看问题的角度不同，有的人消极，有的人乐观，导致的结果天差地别。

消极的人，总是看到事物不好的一面，一开始就仿佛看到注定失败的结局，于是早早放弃努力。而积极的人，则会尽力发掘事物乐观的一面，在向上情绪的引导下发挥出最佳实力，最终获得成功。消极情绪的危害再明显不过，许多人要么被消极毁掉自己的事业，要么被消极毁掉自己的身体和精神。现实生活的压力，让消极情绪像流感一样，在人群中蔓延。在自己都没意识到的时候，消极情绪可能已经开始四处搞破坏了。

文心和文洁是一对孪生姐妹。他们虽然长相一模一样，但性格上却截然不同。姐姐文心乐观积极，很有担当。不论做什么事情，文心都想着自己是姐姐，要为妹妹做榜样，于是通过想象成功以后的快乐来激励自己，任何事情都努力做到最好。也许是因为凡事都有姐姐担着，妹妹文洁责任心轻很多，也消极不少。她总是觉得自己肯定做不好，或者预先设想出最坏的结果。然后等到结果出来，发现真的不太好的时候，文洁就会庆幸自己早就做好了最坏的心理准备。

久而久之，两个人在性格上的差异越来越大，做事风格上也越来越不同。一晃就到了高考的时候，文心认真复习，坚信自己能考上理想的大学。文洁总认为怎么努力都没用，从小到大自己都不如姐姐。最后，文心如愿考上了梦想的学校，文洁却不得不复读一年。

工作以后，这样的情形也没有改变。文心开朗乐观，做起事来干劲十足，同事们都觉得和她在一起就会不知不觉被她的乐观感染，自己也开心起来。后来，文心升职加薪，工作之路颇为顺利。而文洁呢，总是觉得自己比别人差，怎么努力都没用，还不如偷一点懒，让自己不那么累。于是，文洁总是不停地换工作，不停地从头开始，到最后依然一事无成，甚至时不时找姐姐借钱。

即便是起点一样的两个人，在积极和消极这两种不同情绪的影响下，她们的差距也会越来越大，生活的轨迹也就越发不同。我们在文洁身上，能够清楚地看到，消极情绪是如何毁掉她原本可以同样成功的人生。消极不只是阻碍我们看到事物积极的一面，它更会阻碍我们付出百分之百的努力，去争取值得争取的东西。慢慢地，消极就会让人们觉得，做任何努力都不会成功，做任何事情都没有乐趣，人生也不过如此。很多抑郁症患者都是从深陷消极情绪中开始的。因此，我们一定要时刻保持警惕，不能让自己毁在消极情绪上。

泰·本·沙哈尔博士是哈佛大学最受欢迎的积极心理学教授。

在哈佛大学最受欢迎课程评比中，他的积极心理学课程被学子们推举为第一名。沙哈尔博士曾这样评价过自己的生活："我不快乐了30年。"但积极心理学彻底改变了他的人生基调。通过自身经历，他创立了一套"积极提问法"，来帮助人们打败消极，成为一个积极幸福的人。

解决困难的有效方法是，先提出核心问题，也就是自己最关注最看重的一点，再逐一着手解决。积极提问法就建立在这一通常程序之上。利用积极提问法战胜消极情绪的步骤很简单，就是更多地提问应该如何做，而不是需要改掉什么。比如应该问自己"我应该怎样才能在朋友中间更受欢迎"，而不是问"我哪里做得不对让朋友讨厌了"；应该问"做好哪些方面就能加深和伴侣的感情"，而不是"我要改掉哪些毛病，才能让对方更喜欢我"；应该问"我要怎么做就能幸福"，而不是"我怎样才可以不再消极"。提问方式的变化，本质上是看问题角度的改变，只看到自己的不足，要强迫自己改正，变成了从积极的一面发现自己的优点，通过加大优势，同时增加更多优点，来提升个人魅力。

这种方法很容易，只需要在面对每一个问题的时候，转变自己提问的方式，就能不知不觉地增加心理上的积极因素，减少消极情绪。相比从内在大刀阔斧地砍掉自己已经根深蒂固的性格，这种方式更简单，不那么痛苦，也更容易坚持。

消极情绪过重的人，就像在冰上行走，总是战战兢兢，不能享受生命的风景，一不小心，还会掉进冰窟窿里，被内心的寒冷彻底吞噬。所以，别让自己毁在消极情绪手里，试试积极提问法，多了解了解积极心理学，陷入消极的人生也许就会豁然开朗。

情绪掌控，没有你想象的那么难

路寒是一个非常情绪化的人，在职场打拼了那么多年，至今还是一个小小的员工，从来没有得到一次晋升的机会。公司的同事们常常笑话他是一个"火药桶"，一点点小事也能把他激得横眉瞪眼，破口大骂，直到现在，他几乎和办公室的所有同事都起过争执。

最近，他竟然还跟部门主管杠上了，两个人僵持了好一阵子，谁也不肯主动退一步。和他一起出去吃饭的时候，朋友特地关心地问了几句："路寒，你和你们公司的部门主管还冷战呢？你们俩之间到底发生什么事了？至于闹得那么僵吗？得罪了领导，你以后还想加薪又升职吗？"朋友一连串的发问，让路寒有些吃不消，他狠狠地瞪了朋友一眼。

"你以为我想和他起冲突啊？我不就是工作上出了一点小差错，他至于那样摆脸子给我看吗？闹僵了就闹僵了呗，此处不留爷，自有留爷处，我要是在这个公司混不下去了，我非得再好好地骂他一顿不可，不然心里憋着一口气实在是太难受了。"路寒深深地吸了一口烟，情绪似乎还停留在他和主管的冲突里，久久走不出来。

为了让他意识到情绪化对于工作所造成的严重后果，朋友给他讲了一个有趣的故事，希望他能从这个故事中多多少少收获到一些感悟。

从前，有一个十分任性的男孩，他常常因为一些小事对别人发脾气。有一天，他的父亲递给他一袋钉子，并和颜悦色地告诉他："你每次发脾气时，就钉一颗钉子在后院的围墙上。"

第一天，这个男孩总共发了30次脾气，所以他在后院的围墙上钉下了30颗钉子。久而久之，男孩渐渐地发现，钉钉子的过程其实非常消耗力气，每天要往墙上钉那么多钉子，这项工作实在太过单调和无聊，于是他决心控制自己的情绪，不再轻易地对别人发脾气。

就这样坚持了好几个月，他每天发脾气的次数也一点点地减少了，终于有一天，这个男孩完全摆脱了情绪的钳制，再也不会对他人发脾气了。

此时，父亲却告诉他："从现在起，每次你忍住不发脾气的时候，就从墙上拔出一颗钉子。"男孩按照父亲的指示去做，没过多久，墙上的钉子已经通通被他拔出来了。

父亲拉着他的手，来到后院的围墙前，说："孩子，你做得很棒，我为你感到骄傲。但是你现在看看这布满小洞的围墙吧，它再也不可能恢复到以前的样子了。你生气时说的那些伤害别人的话，也会像钉子一样在别人的心里留下不可磨灭的伤口，不管你事后说了多少声对不起，那些伤痕都会永远存在。"

路寒听完故事后，并没有受到多大震撼，他不以为然地说道："我确实对部门主管说了一些难听的话，可这些话伤害的是他，又不是我，我没有什么好遗憾的。"

听了他的强辩之词，朋友摇了摇头笑道："你难道没有因此受伤吗？我们暂且不说生气对一个人的身体健康造成的莫大危害，你一而再再而三地情绪用事，最后给你的事业造成的伤害难道还小吗？你现在已经是一个三十好几的人了，工作毫无起色，存款数目为零，就连一个像样的女朋友都没有，这都是你控制不住自个儿的情绪和行为惹的祸！即便你以后再换一家公司，就凭你那一点薄弱的情绪自控力，迟早还是会铩羽而归。"

曾在网上看过一段富有哲理的话："不顺眼，是自己修养不够。人愤怒的那一个瞬间，智商是零，过一分钟后才慢慢恢复正常。人的优雅关键在于控制自己的情绪。用嘴伤害人，是最愚蠢的一种行为。"情绪化并不能解决任何实质性的问题，就像我朋友路寒一样，面对上司的指责，他没有平心静气地反思自己身上的不足之处，而是任由愤怒的情绪支配他的大脑，最后选择以牙还牙的言语暴力方式，和自己的上司对着干。

这样做的结果往往只有百害而无一利。路寒最终还是没能听从劝诫，他不愿意采纳朋友的建议，放低姿态诚恳有礼地跟部门主管道个歉，赔个不是。不久后，他再一次因为工作失误受到公司领导的严厉批评，执意不肯认错的他，最终被公司老板炒了鱿鱼。

生活中，我们经常会听到前辈们的经验之谈——做自己情绪的主人，看似轻描淡写的一句话，实则蕴含了深厚的道理。众所周知，情绪一旦失控，人的心情也会跟着受影响，不管做什么事情都没有效率，更没有好的结果。

能够控制住自己的情绪和行为的人，即便办事出了差错，也能将实际的损失降到最低点，他们不会白白浪费自己宝贵的精力和时间在一片无用的情绪泥沼上。但人非圣贤，任谁都会有想发脾气的时候，我们该怎样做才能免于不良情绪的困扰呢？

1. 用理智控制自己的情绪

增强自己的理智感，可以使我们遇事多思考，多想想情绪失控会造成的严重后果，也可反复提醒自己："情况已经是这个样子了，我再生气、悲痛、伤心，也挽回不了什么。"多给自己一点积极的心理暗示，坏情绪就会被扼杀在摇篮里。

2. 换位思考，将心比心

通过换位思考，我们就能暂时充当别人的角色，来体会对方的所思所想和所需，同理心一旦萌芽，再大的情绪地震也会如昙花一现。

3. 转移自己的注意力

当我们发觉自己的情绪处于即将爆发的临界点时，可以有意识地转移话题或做点儿别的事情来分散自己的注意力，这样做能使我们紧张的情绪松弛下来，让心情恢复平静。另外，我们还可以找好友谈谈心、一起到郊外散散步，或者干脆到外面猛跑几圈，把负面的能量发泄完毕，事后我们的心情一定会变得特别舒畅。

一个能控制住不良情绪的人，比一个能拿下一座城池的人还要强大。我们不能改变别人，但我们能改变自己，做自己情绪的主人，我们才能掌控自己的生活。

慢下来，你就能感受情绪平和的幸福

如果我说，现在，请你静下心来，拿出纸和笔，认认真真写下一个"忙"字，然后仔细观察，直到你有所收获，你会不会按我要求的去做呢？

我猜想，你可能会不屑一顾，你可能会说自己太忙了，你可能会……

总之，十有八九你不会按我说的去做。

如今社会，很多人都把"忙"字挂在嘴边，好像这个世界由他们控制，稍微休息一会儿，都会导致地球不能运转一样。其实，若是我们仔细研究一下"忙"这个字，就会发现我们的老祖宗早在几千年前创造文字的时候，就偷偷把生活的奥妙泄露给我们了。无奈我们总是步履匆匆，忙碌到连如此简单的禅机都无法参悟，所谓"忙"，换言之就是"心死"，心亡为忙，忙则心死。

堂哥的儿子曾向我哭诉："我已经大三了，这学期过得特别忙，实验室里的项目从没断过，做的过程中还要不断地带新人，再加上平时还得参加各种考试，我的压力真的很大。我该怎么样做才能让自己变得游刃有余、驾轻就熟起来呢？"

我很能理解侄儿的苦衷，但却不太赞同他觉得自己很忙的看法。我有一个朋友，他工作的时候不仅要做产品设计和包装设计，平时还得经常和客户沟通，下班后更是有各种各样的应酬，但是他从来不觉得自己很忙。因此，为了让侄儿远离忙碌生活的困扰，我特地带着他去找我这位朋友一起喝喝茶，聊聊天，顺便取取经。

朋友笑着对我侄儿说道："忙只是相对而言，或许是你以前过得太过散漫然后觉得很忙；又或许是你工作效率不太好，自己觉得时间不够用；还有一种可能，如果你凡事追求完美，那肯定会浪费很多时间在细枝末节上，很容易把自己压得喘不过气。"

侄儿点了点头，诚恳地说道："我应该属于第三种，天性谨慎，追求完美，这导致我很多事情会想重复做到最好，久而久之，时间也就不够用了。那我该怎么去改善呢？希望你能给我指点迷津。"

"就我个人经验来讲，提高工作效率是必不可少的，就像操作系统的进化一样，每件事情都有其优先级别，要把精力分散，集中精力把优先级最高的事情做完，然后再去处理微不足道的小事。另外，有感觉的时候就好好工作，没感觉到时候干脆停下手头的事儿发会儿呆，一定要懂得放松，工作了一段时间，最好腾出十分钟的时间休息一会儿，这样我们才不会喘不过气来。至于你的完美情结，自然要把它卸下来，认清一个事实，金无足赤，人无完人，我想你就不会再有忙碌的感觉了。"朋友果然是过来人，面对我侄儿的疑惑，他洋洋洒洒的一段话，就让处在迷途中的青年找到了方向。

侄儿回去后，重新投入到自己的大学生活，他从此再也没有向我抱怨过他有多么忙多么累。

不知道大家有没有听过《寻牛》这首小诗："忙忙拨草去追寻，

水阔山遥路更深。力尽神疲无处觅，但闻枫树晚蝉吟。"牧童忙着去寻牛，最后把自己弄得筋疲力尽却还是找不到，此时暮色已经降临，他干脆停止了忙碌的寻找，让自己急躁的心情慢慢平复下来，静静地聆听枫树上蝉鸣声。

这是多么充满宁静的一个画面啊，忙碌的姿态只会让我们的心越累越累，无福消受眼前的美景，只有心灵不死减速慢行的人，才有机会听到晚蝉的鸣叫声。

长久以来，在我们的观念中，"忙和快"才足以表明自己的生活过得很充实，只有忙才能获得更多的经济效益，只有快才能赶上时代的脚步。与此相反，"闲和慢"则表露出一种无所事事、不务正业、游手好闲、荒废年华的生活方式，它一直就不为人们所称颂。

事实真的是如此吗？著名作家金庸先生应该不这么认为，他曾说："人要善于有张有弛，要像《如歌的行板》韵律一样有快有慢。我的性子很缓慢，不着急，做什么都是徐徐缓缓，最后也都做好了，这样对健康很有好处。"金庸先生为人豁达乐观，著作等身，他撰写的《射雕英雄传》《神雕侠侣》《天龙八部》等小说，不仅受到大批读者的热烈追捧，甚至还被翻拍成电视剧，拥有一大批忠实的观众。他的一生就像一条涓涓细流，虽然少了几分忙碌的节奏，却孕育出许多丰厚的果实。

要知道，慢生活是一种积极的生活态度，更是一种健康阳光的心态，它让我们从"心死"的行尸走肉中涅槃重生，它让我们重新找到生活的乐趣和意义所在。

"慢生活家"卡尔·霍诺指出，"慢生活"不是支持懒惰，放慢速度不是拖延时间，而是让人们在生活中找到平衡。众所周知，忙碌的生活总是让人急于赶路，而忘记好好欣赏一下旅途中的美好风景，太过于看重结果的我们，常常忽略了旅途的过程才是最大的精华所在。当我们放慢脚步，慢慢地品尝一顿美食，慢慢地和家人一起散会儿步，慢慢地和朋友聊会儿天时，我们会发现，生活原来美好到如斯境界，仿佛时间都定格在温馨幸福的一瞬间。

约翰·列侬曾说："当我们正在为生活疲于奔命的时候，生活已经离我们而去。"很多时候，我们并不是真的"异常繁忙"，而是"感觉自己异常繁忙"，而感觉总是容易出现错误的，当我们打心眼里认可慢生活的节奏时，我们自然而然就会停止疲于奔命的忙碌姿态，细细聆听枫树晚蝉的歌唱。

面向阳光，伤口自愈

在电视剧《铁齿铜牙纪晓岚》中，我们经常会看见大学士纪晓岚和奸臣和珅两个人斗嘴拼智的有趣场面。很多不熟悉历史的人或许都觉得，奸臣和珅之所以能成为皇帝身边的大红人，深受皇帝的喜爱，一定是因为他擅长在皇帝跟前拍马屁，说些天花乱坠的奉承话。

其实不然，和珅的幸运受宠，很大程度上是因为他总能绞尽脑汁，想尽一切办法去为皇帝排忧解难，解决皇帝在生活上面临的许多困境。

有一天，乾隆皇帝感觉有点疲惫，正打算午睡一会儿，可让他郁闷的是，外面树上的知了一直在叫个不停，整得他无法入睡。此时，和珅并没有傻乎乎地在皇帝面前，跟着他一起抱怨外面树上知了的聒噪，而是努力地想办法，怎样才能把知了赶走，让皇帝能睡个安静的午觉，最终讨得皇帝的欢心。

和珅先是尝试着拿长竹竿去扑打树上的知了，但始终没有多大的成效。后来，他灵机一动，突然想起小孩子玩的"粘知了"的游戏，于是就亲自拿起杆子去粘知了，还动员身边小太监也帮着他一起粘。

就这样，没过多长时间，外面树上的知了全部被和珅他们粘光了，皇帝也因此更加宠信和珅，觉得他做的事情非常投自己的心。

尽管和珅是历史上的大贪官，不能成为人的榜样，但在电视剧中，王刚饰演的和珅有时却是十分可爱。他很乐观、很开朗，有着超强的执行力，确实是他获得的恩宠逐渐优渥的良方。因此，对于那些深陷困境，只懂得停留在过往的阴影中，满嘴抱怨之词的人来说，不妨学习一下和珅面对烦心事，积极行动，努力寻求问题解决之道的正面态度和务实精神。

其实，阴影和阳光几乎都是我们自主选择的结果，为什么这么说呢？

容易陷入情绪阴影的人都有着这样的共性：当他们发现事情的发展不如自己的预期时，往往犹如五雷轰顶，顿时失去了维持自己生命力的有力支柱，最后在悲伤的哭泣中被负面情绪绑架，再也没有多余的力气和心情去解决当下所面临的问题。

而阳光的人，却始终牢记相信自己的行动，正如英国浪漫主义诗人拜伦的那一句话："行动敏捷的人，没有时间流眼泪。"当然，这句话并不是告诉我们，当遇到困难时，要把眼泪戒掉。它想要表达的意思是，与其让所剩不多的时光被眼泪淹没，还不如打起精神，想一想下一步该如何去做。

毕竟，当我们哭过之后，问题始终还停滞在原地。唯有积极行动，我们才能让自己从麻烦中走出来，奔向一个天朗气清、惠风和畅的舒心未来。

罗斯福从小就是一个外表丑陋，并且还患有严重的气喘症的男孩，他说话总是含混不清，几乎没有人能听懂他在说些什么。然而，就是这样一个饱受命运折磨的男孩，后来竟然成为美国的第32任总统。

不少人曾好奇地问过："您成功的秘诀是什么？"罗斯福总是微笑着说道："不抱怨，多努力。"简简单单的六个字，却有着一股穿透人心的力量。

天生的缺陷并没有让罗斯福变得自怨自艾，消极悲观，反而成就了他自强不息的奋斗精神。经过长期的锻炼和学习，他不仅克服了气喘的毛病，而且还成功地拥有了一副健壮的好体魄。更让人觉得不可思议的是，以前口齿不清的他，最终通过自己的刻苦锻炼，练就了一副好口才。不仅如此，他还积极参加各种社会活动，其社交能力在短时间内更是突飞猛进。

上大学之后，他还常常利用假期独自到洛杉矶去捕熊，到亚历山大去逐牛，到非洲去捉狮子。这些不同寻常的经历都让他变得日渐强壮和勇敢，同时更为他以后成功竞选总统奠定了坚厚的基础。

然而，厄运之神并没有因此放过罗斯福，中年的他又患上了小儿麻痹症。尽管被迫坐在了轮椅上，可他依然充满着自信和坚强，他一点也不相信这种娃娃病能够击倒一个像他这样的堂堂的男子汉。

于是，在厄运面前，永不屈服的他，最后终于凭借自己的积极努力，成功地站了起来。

罗斯福总统身上的这种韧劲真是让人深深为之动容，因为我们大多数人都没有像他那样遭遇过如此多的不幸之事，在困境面前，我们也并不具备他那种积极行动，改变命运的艰苦奋斗精神。

面对如此险恶的环境，罗斯福都能勇敢地挺过去，我们为什么要轻而易举地被一点点倒霉击垮呢？不如擦干眼泪，从摔倒的地方重新爬起来，跨过伤心失落的悲观情绪，面向阳光，积极行动，奋力斩除困扰我们前行脚步的荆棘丛，坚定地朝自己的目标走去。